AF469534

GANGRÈNE TRAUMATIQUE.

Imprimerie et Fonderie de F. Locquin et Comp., 16, rue N.-D. des Victoires.

GANGRÈNE TRAUMATIQUE.

MÉMOIRE

ET

OBSERVATIONS CLINIQUES

SUR UNE DE SES CAUSES
LES PLUS FRÉQUENTES DANS LES ANIMAUX DOMESTIQUES;

PAR M. RENAULT,

DIRECTEUR DE L'ÉCOLE D'ALFORT,
PROFESSEUR DE CLINIQUE ET DE MÉDECINE OPÉRATOIRE.

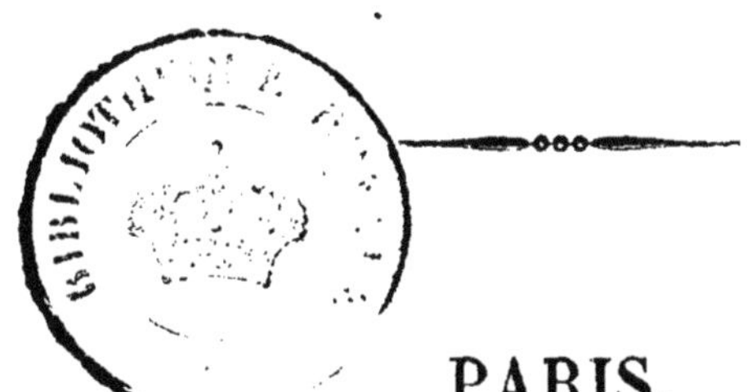

PARIS.

BECHET J° ET LABE,

LIBRAIRES DE LA FACULTÉ DE MÉDECINE,
Place de l'Ecole de Médecine, n. 4.

1840

La gangrène est un mode de terminaison si grave
dans les maladies quelles qu'elles soient, le traitement en est si incertain, les suites funestes en sont
si fréquentes, que l'on a de tout temps, et avec raison, attaché la plus grande importance à la recherche
des causes prochaines ou éloignées qui peuvent la
produire ou y prédisposer les malades. Je crois donc
digne à un haut degré de l'intérêt des médecins et
des vétérinaires, tout ce qui se rattache d'une manière directe ou indirecte à son étiologie.

Or, il est une cause dont l'effet m'a paru constant,
immédiat, incontestable, dont le mode d'action est
évident et facile à comprendre, qui donne souvent
naissance à la gangrène dans les animaux domestiques, dans le cheval surtout, et qui m'a paru à peine
connue, ou n'a été que vaguement indiquée dans les
ouvrages généraux de médecine et de chirurgie humaines que j'ai pu consulter. Je n'avais rien vu non

vi

plus dans les écrits des vétérinaires qui constatât qu'elle eût été pratiquement reconnue par leurs auteurs avant 1833, époque à laquelle je crus devoir appeler sur elle l'attention de mes confrères en publiant quelques observations recueillies soit dans ma pratique particulière, soit à la clinique de **M. Vatel** alors que j'étais attaché en qualité de chef de service aux hôpitaux de l'école d'Alfort.

Depuis, ma position de professeur de clinique à cette école et le grand nombre de malades qui fréquentent ses infirmeries, m'ont mis à même de réunir sur ce point de doctrine une masse de faits si imposante et si décisive, que ce que j'avais d'abord indiqué comme une probabilité a acquis à mes yeux tous les caractères d'une démonstration, et qu'il m'a suffi de faire suivre à ceux de mes collègues qui s'occupent de pathologie, quelques cas de ce genre, pour les convaincre du fondement de mes observations.

Ce qui méritera peut-être à ce mémoire l'intérêt particulier des praticiens, c'est que, dans les gangrènes externes produites par cette cause, il est très souvent possible, quand on la soupçonne à temps, de l'enlever, et ainsi de couper court aux progrès du mal : c'est qu'il est possible même de la prévenir, dans les cas où elle aurait pu naître, par certaines précautions faciles à prendre, et qui, depuis que je les ai mises en usage sur nos malades, ont rendu la gangrène des opérés dans nos infirmeries aussi rare qu'autrefois elle y était fréquente et meurtrière.

Il m'a donc paru utile de soumettre à l'appréciation des hommes qui s'occupent de science ou de pratique médicales, les élémens de ce que je crois être, sinon une vérité nouvelle, du moins un point d'étiologie trop peu connu ou trop négligé eu égard à son importance sous le point de vue de la pathologie comparée. Tel est le but de ce mémoire.

Bien que j'y aie fait entrer un grand nombre de faits, je n'ai point rapporté, à beaucoup près, tous ceux du même genre que je possède. J'ai choisi ceux dans lesquels la vérité que je cherche à démontrer m'a semblé le plus évidente; je me suis attaché aussi à donner des exemples de gangrène survenue sur diverses parties du corps, à la suite d'opérations qui ne sont pas les mêmes, pour prouver que sur quelque région que ce soit, et dans différentes circonstances, la cause que je signale agit toujours d'une manière identique.

Quant aux réflexions, j'en ai été sobre. En présence de faits aussi nombreux et significatifs, j'ai pensé que de longs commentaires seraient au moins superflus. C'est pourquoi je me suis borné à rappeler en leur lieu les traits les plus saillânts de l'ensemble des observations ; j'ai indiqué plutôt que développé le lien commun qui les unissait, la théorie qu'ils concouraient à établir, les conséquences pratiques qui en découlaient. Parfois, seulement, j'ai cru devoir appeler l'attention sur certaines circonstances de pathologie générale ou d'anatomie pathologique qui m'ont paru mériter d'être signalées, en ce sens qu'elles peuvent jeter quelque lumière sur l'histoire de la gangrène envisagée au point de vue de ces deux sciences.

Si, comme je le crois, le fait d'étiologie que je cherche à établir est peu connu ou a souvent échappé à l'observation en chirurgie humaine, et si, pourtant, il s'y présente quelquefois, ce léger travail ne sera pas sans quelque utilité pour la médecine de l'homme, et je me féliciterai de l'avoir publié.

Que si ce fait n'est pas nouveau pour les médecins de l'homme, ou s'il n'est vrai que pour la chirurgie des animaux, j'aurai du moins la conviction, en cherchant à en répandre la connaissance parmi nos confrères, d'avoir rendu un service de quelque valeur à la médecine vétérinaire, en éclairant un point de pathologie et de chirurgie pratique jusque là à peu près complétement inaperçu.

MÉMOIRE ET OBSERVATIONS

SUR UNE DES CAUSES

DE

LA GANGRÈNE TRAUMATIQUE.

L'application d'un séton à mèche ou à rouelle, l'ouverture avec le bistouri de tumeurs sanguines ou incomplètement abcédées qui se développent sur différentes parties du corps, une phlébotomie, et en général toutes les opérations sanglantes, quels qu'en soient le siége ou l'importance, sont quelquefois suivies, le troisième ou le quatrième jour de l'opération, d'un engorgement ordinairement chaud, douloureux et tendu, qui fait des progrès rapides, s'accompagne d'œdématie à sa circonférence, arrête ou empêche toute suppuration, donne naissance à une succession de phénomènes généraux progressivement alarmans, et peut causer la mort de l'animal, si on ne lui oppose à temps un traitement convenable.

De tous les animaux domestiques, le cheval est celui sur lequel j'ai eu le plus souvent occasion d'observer cette sorte d'accident que je crois plus fréquent sur les herbivores que sur les chiens. Je dirai plus loin les conditions particulières qui en favorisent le développement dans les individus à quelque espèce qu'ils appartiennent.

Le petit nombre des vétérinaires qui, dans leurs écrits ou dans leurs cours, ont parlé de ces accidents, les ont considérés comme un effet du développement de la gangrène dans la partie opérée : les uns attribuant cette fâcheuse terminaison à l'excès de la réaction inflammatoire locale; les autres à son insuffisance; d'autres enfin, tantôt à l'une, tantôt à l'autre de ces deux causes, suivant la constitution plus ou moins forte ou débile du sujet.

N'ayant point eu entre les mains tous les ouvrages de médecine et de chirurgie humaines dans lesquels il a été traité d'une manière générale ou particulière de la gangrène, il y aurait témérité de ma part à affirmer que ces accidents n'y ont point été décrits, que leur cause n'y a point été signalée. Tout ce que je puis dire, c'est que dans ceux des ouvrages modernes que j'ai lus, et qui résument sans doute l'état actuel des connaissances pathologiques, je n'ai rien trouvé d'explicite ni sur cette variété de la gangrène à la suite des opérations, ni sur la cause que je regarde comme la déterminant plus spécialement.

Je ne rechercherai point s'il est bien exact de regarder comme frappés de *gangrène* ces engorgements où la vie n'est point éteinte , puisqu'ils peuvent souvent disparaître et guérir sans eschare, sans ablation et par un traitement approprié. Les pathologistes n'étant point d'accord sur la définition qu'on doit donner de la gangrène , j'entrerais dans une discussion générale que je veux éviter. Aussi bien mon intention n'est-elle pas de disserter sur la nature de la gangrène; mais principalement, d'appeler l'attention sur la cause la plus fréquente suivant moi, et la moins remarquée jusqu'à présent , de ces engorgements qu'à tort ou à raison je continuerai à appeler *gangréneux*. Dans tous les cas , si je fais erreur sur le mot , je m'efforcerai , par la clarté avec laquelle j'exposerai les caractères de l'affection, de prévenir toute erreur sur la chose.

Mais avant d'entrer dans l'exposition d'aucune idée , je crois rationnel de rapporter d'abord, avec les détails qu'elles comporteront , un certain nombre d'observations choisies parmi les plus concluantes de celles que j'ai pu réunir.

J'indiquerai ensuite , en les motivant , les inductions étiologiques que je crois pouvoir en tirer d'une manière rigoureuse, sans négliger toutefois les remarques accessoires auxquelles ces observations pourraient donner lieu et qui, sous un autre rapport, me paraîtront présenter quelque intérêt scientifique en ce qui regarde l'histoire de la gangrène.

PREMIÈRE OBSERVATION.

Tumeur GANGRÉNEUSE, *suite d'un séton à la fesse.* — *Mort de l'animal.* — CAILLOTS PUTRÉFIÉS *trouvés sur le trajet du séton.*

Cheval hongre, très âgé, sous poil bai clair, de grande taille, propre au cabriolet, de constitution molle, n'ayant cependant jamais été malade jusque là chez son propriétaire, loueur de voitures, qui le possède depuis trois ans.

Renseignements. Il y a six semaines qu'à la suite d'un coup de pied sur le jarret gauche, un engorgement chaud et douloureux dans le principe, devenu plus tard froid et indolent, s'est manifesté dans toute la partie inférieure du membre correspondant. Des bains émollients d'abord, puis aromatiques, ensuite l'emploi des frictions d'eau-de-vie camphrée et du bandage compressif, sont restés sans succès : l'engorgement a persisté. C'est pourquoi on s'est décidé à amener le cheval aux hôpitaux de l'école d'Alfort le 15 octobre 1833.

État de l'animal à son arrivée. Il est d'un moyen embonpoint ; le flanc est un peu retroussé ; le poil piqué et terne ; les muqueuses apparentes rose-pâle, l'appétit bon, l'œil vif.

Le membre postérieur gauche, à partir du pied jusque un peu au dessus du jarret, est engorgé, dur, peu chaud, peu douloureux. La boiterie semble résulter plus de la gêne que le membre éprouve dans les mouvements de flexion, que de la douleur que ces mouvements occasionnent. Le pouls est dans son état normal.

Prescription. On fera chaque matin sur l'engorgement, jusqu'à nouvel ordre, une vigoureuse friction avec deux onces de pommade mercurielle. Promenade au pas, une heure par jour. Bandage matelassé légèrement compressif. Deux onces de nitrate de potasse dans les boissons de la journée. Ration entière.

Ce traitement, continué jusqu'au 26, n'ayant produit aucun changement, j'ordonne à l'élève chargé de la surveillance du cheval de lui placer un séton sous la peau de la fesse gauche; ce qu'il fit le matin même. Mais comme le cheval était très irritable, il se défendit beaucoup pendant l'opération, et malgré qu'il fût maintenu avec une *plate longe*, il se mit à ruer brusquement dans un moment où l'aiguille à séton était engagée de plus d'un demi pied entre la peau et l'aponévrose d'enveloppe des muscles ischio-tibiaux. L'instrument ayant son talon en haut et la pointe en bas, pénétra obliquement de haut en bas à travers l'aponévrose dans l'épaisseur des muscles. L'elève ne croyant pas la blessure aussi grave qu'elle l'était en réalité, ne continua pas moins son opération, et le séton fut placé. Soit crainte d'une réprimande, soit qu'en effet il ne crût pas que l'accident pût avoir de suite fâcheuse, il ne m'en informa point à la visite du lendemain: il me dit seulement qu'une légère hémorrhagie avait suivi le placement du séton, qu'un peu de sang s'était, une heure après, formé en caillot sous la peau, mais qu'il l'avait fait sortir par une légère pression. Je ne fis aucune attention à cette circonstance assez fréquente dans la chirurgie vétérinaire, et passai à d'autres malades.

Le 27, rien de particulier.

Le 28, je remarque que le trajet du séton est un peu tuméfié et douloureux, que le membre se meut plus péniblement pendant la marche. On m'explique ces circonstances en me disant que le cheval s'est frotté la fesse pendant la nuit sur le mur contre lequel il se trouve. (Lotions émollientes. On mettra l'animal entre deux barres.)

Le 29, l'engorgement du séton a un peu augmenté. Il y a tension et douleur très vive. Quelques symptômes de réaction fébrile. Pas encore de suppuration. Je fais enlever le séton. (On fera des lotions calmantes d'eau de têtes de pavot. Saignée de six livres. Régime blanc. Cessation de la promenade.)

Le 30, la tuméfaction s'étend à tout le membre gauche et gagne le périnée. L'animal parait souffrir beaucoup. Le pouls est vite, fort et dur. La conjonctive très rouge. La respiration

accélérée, l'air expiré chaud, les reins raides. Le membre malade est tenu dans l'extension et en dehors ; il ne peut être porté
en avant. La plus légère pression sur la place qu'occupait le
ruban donne lieu à des élancements douloureux qui se manifestent
par des soubresauts. Un peu de sérosité roussâtre de mauvaise
odeur s'échappe par l'ouverture inférieure du trajet du séton.

(Nouvelle saignée de six livres. Débridement de l'ouverture
inférieure du séton : on tâchera de faire pénétrer des injections
chlorurées dans le trajet qu'il occupait. Lotions calmantes souvent répétées sur l'engorgement. Diète sévère. Breuvages adou-
cissants acidulés.)

Le 31, l'œdème a fait de nouveaux progrès ; il a gagné le
pourtour de l'anus, en haut ; et s'étend, en bas, jusqu'aux organes
génitaux. Il est moins douloureux et moins tendu que la veille.
Les souffrances du malade paraissent moins aiguës, mais il est
plus abattu. Le pouls a perdu de sa force et de son développement : il est petit et vite. On commence à sentir les battéments du
cœur. Les mouvements du flanc sont convulsifs. La sérosité sanguinolente qui s'écoule par l'incision débridée a une teinte de
bistre. Son odeur, devenue plus pénétrante, se sent quand on
entre dans l'écurie. (On enfonce profondément dans toute la
partie centrale de la tumeur une douzaine de cautères en pointe
chauffés à blanc. Les deux ouvertures du séton sont agrandies.
*Quelques caillots filamenteux de sang brunâtre et infect sortent
de l'incision inférieure.* On fera de fréquentes injections de
chlorure de chaux liquide. On pressera souvent de haut en bas
sur le trajet du séton pour en exprimer le sang altéré qui pourrait y séjourner.)

Le 1er novembre, l'engorgement semble avoir diminué dans
le haut de la fesse, sur la cuisse et autour de l'anus ; il augmente
dans toute la partie inférieure du membre. L'animal ne peut se
porter sur ce membre ; et pourtant le toucher est moins douloureux que les deux jours précédents. L'abattement est extrême.

Pouls très petit, accéléré et confus ; battements du cœur très forts; respiration profonde et saccadée; air expiré fade; teinte rouge livide des conjonctives; crins de l'encolure et de la queue s'arrachant sans efforts. Une toux faible et quinteuse a été entendue de temps à autre pendant la nuit par les élèves de garde. L'odeur de gangrène qui s'exhale de la plaie est si forte, qu'il a fallu tenir la porte de l'écurie ouverte toute la nuit pour n'en être pas incommodé.

La mort paraissant inévitable et prochaine, je fais cesser tout traitement.

Le soir, à neuf heures, je revois le malade. Il est dans un état continuel d'agitation. Il piétine sans cesse, même avec le membre malade; et il est si faible qu'il paraît prêt à tomber. Il a l'œil très ouvert, brillant et hagard; la respiration est pénible; l'air expiré a une légère odeur de gangrène. Le pouls est misérable; on entend à plusieurs pas de distance les battements du cœur qui percutent violemment la poitrine. Les extrémités sont froides ainsi que les muqueuses apparentes qui sont entièrement exsangues. Chute à une heure du matin; agitation convulsive presque incessante; mort à deux heures et demie sur le côté droit.

Autopsie à onze heures (neuf heures après la mort).

Siége de la tumeur. Le trajet du séton découvert par une incision qui s'étend de haut en bas et pénètre toute l'épaisseur de l'engorgement, laisse voir au centre de ce trajet, sur l'aponévrose d'enveloppe, une ouverture transversale de la longueur de un pouce, à bords machés, pénétrant dans un vaste foyer qui s'est formé dans l'épaisseur et en dessous du muscle ischio-tibial postérieur. L'ouverture de l'aponévrose est évidemment le résultat de l'incision faite par l'aiguille au moment du placement du séton. Elle se trouve à la partie la plus supérieure du foyer. *Celui-ci contient environ un demi-litre d'un mélange de caillots noirs très diffluents, de liquide poisseux brunâtre et de débris musculaires ramollis; le tout formant un putrilage des plus fétides.* Les muscles environnants sont pâles, tachés de rouge livide et se déchirent très facilement. Le tissu cellulaire inter-musculaire voisin est infiltré de sérosité roussâtre.

Abdomen. Il n'existe que quelques ecchymoses sous le péritoine; elles se trouvent dans la longueur de la région sous lombaire autour des gros vaisseaux. — La rate est molle; le liquide qu'elle renferme est sans consistance.

Thorax. Le péricarde contient environ un demi-litre de sérosité sanguinolente. Le tissu musculeux du cœur est décoloré et facile à déchirer. Les cavités droites sont remplies d'un sang noir ayant la consistance de poix fondue; les parois internes de ces cavités sont uniformément teintes en rouge brun. Cette coloration s'étend dans toute la veine cave postérieure et ses principales affluentes. Le sang contenu dans ce tronc veineux est liquide et a une odeur frappante de gangrène. Un morceau d'aorte pris sur un cheval de dissection et laissé un quart d'heure dans ce sang en est retiré avec une teinte rouge de sa face interne que le lavage ne peut faire disparaître. Le sang contenu dans l'arbre veineux antérieur est, au contraire , presque généralement coagulé : les vaisseaux qui le renferment ne sont pas sensiblement colorés; il n'a aucune odeur, et le morceau d'aorte qu'on y plonge et qu'on y laisse pendant un quart d'heure reprend sa couleur à peu près naturelle quand on le lave après l'avoir retiré. — De nombreuses ecchymoses existent dans le parenchyme des poumons. Tout le bord inférieur et antérieur du lobe gauche offre les caractères d'un ramollissement gangréneux, au voisinage d'une hépatisation ancienne dont il était affecté dans l'étendue d'à peu près quatre à cinq pouces.

(Le sujet de cette observation était surveillé par l'élève *Huré*.)

DEUXIÈME OBSERVATION.

GANGRÈNE *survenue à la suite d'un séton à rouelle sous le ventre.* — *Mort de l'animal.* — CAILLOTS DE SANG PUTRÉFIÉ *trouvés sous la peau qui recouvrait le séton.*

Cheval entier propre au gros trait, de forte constitution, livré à des travaux fatigants, mais n'en paraissant pas épuisé, appartenant à M. Rollet voiturier à Bercy.

Renseignements. Il y a quatre jours que le maréchal du sieur Rollet en visitant ce cheval, jugea utile, sans en dire autrement le motif, de lui placer un séton à rouelle sous le milieu du ventre. L'opération fut suivie d'une hémorrhagie veineuse, assez abondante pour inquiéter l'opérateur qui l'arrêta en plaçant un tampon d'étoupes à l'ouverture résultant de l'incision de la peau, et soutint ce tampon avec un surfaix. Le bandage et l'étoupade furent retirés le soir (sept heures environ après leur application). Le safg ne coulait plus; mais une tumeur aplatie de la largeur d'une assiette ordinaire existait sous le ventre, ayant pour centre le cautère : on n'y fit pas d'autre attention; et le lendemain le cheval était soumis à son service journalier, le maréchal ayant assuré que le travail ferait disparaître la tumeur. Il n'en fut point ainsi cependant. Elle fit au contraire de tels progrès pendant les jours qui suivirent, que M. Rollet crut prudent de conduire son cheval à l'école, où il l'amena lui-même et me donna les renseignements qui précèdent.

État de l'animal le 2 septembre 1837, jour de son entrée aux hôpitaux. Il porte sous le milieu du ventre un engorgement circonscrit, aplati à son sommet, s'étendant en arrière jusqu'au fourreau qui est déjà œdématié, en avant jusqu'à l'inter-ars, sur les côtés jusqu'au bas des flancs. Cet engorgement est chaud et douloureux, surtout à son centre où il offre un peu de rénitence. L'ouverture du séton laisse suinter un liquide sanguinolent très fétide, au milieu duquel se trouvent des parcelles de cailloit noir quand on presse légèrement la tumeur au voisinage de cette ouverture. Le doigt introduit dans la cavité dont elle est l'orifice plonge sous un décollement assez considérable de la peau, *au travers d'une masse sanguine demi coagulée, s'écrasant facilement et d'une odeur putride bien caractérisée.*

La santé générale du sujet ne paraît pas gravement affectée. Il est gai, a de l'appétit ; seulement sa marche est rendue difficile par l'extension de l'engorgement entre les membres antérieurs.

Traitement. Je débride l'ouverture par une incision prolongée en avant, j'extrais la rouelle de cuir qui constituait le séton, et je retire le plus qu'il m'est possible des caillots putrides amassés sous la peau. (Des injections chlorurées feront détacher et entraîneront ceux que le doigt ne peut atteindre. Une douzaine de pointes de feu sont plongées dans l'étendue de l'engorgement sous-abdominal. L'animal sera promené souvent dans la journée. Électuaire avec extrait de gentiane, sel de cuisine et poudre de quinquina. Ration entière.)

Le 3, l'engorgement a fait des progrès en arrière : il a envahi tout le fourreau au point de rendre difficile la sortie du pénis. La sérosité qui s'écoule des points cautérisés est jaune citron clair ; le liquide qui s'échappe de l'incision est toujours sanguinolent et de mauvaise odeur. Au pourtour la tumeur est dure et sensible. Pas de modification dans l'état général. (On continuera les mêmes soins.)

Le 4, les enveloppes testiculaires participent à l'infiltration du fourreau qui, lui-même, est plus engorgé que la veille. Marche très difficile à cause de la gêne qu'éprouve le jeu des membres. Il y a un peu de fièvre ; moins de gaité et d'appétit. (Demi-ration. Lavements émollients. Mêmes soins que les jours précédents.)

Le 5, même état que le 4. La mauvaise odeur du liquide roussâtre que fournit la plaie ne peut être masquée que momentanément par les injections chlorurées. (Un bandage matelassé saupoudré de chlorure de chaux solide sera maintenu sous le ventre. Du reste continuation des mêmes soins.)

Le 6, l'engorgement s'est encore étendu en avant et sur les côtés ; il paraît pourtant moins saillant là où il a été traversé par des cautères en pointe. Les eschares produites par ces cautères sont presque toutes tombées ; mais la suppuration dans les plaies qu'elles découvrent est presque nulle ; le peu de pus qu'on y remarque est clair et de mauvaise nature. L'appétit a bien diminué ;

l'animal mange à peine et lentement un quart de ration.; il a perdu sa gaîté; le pouls, jusque-là normal, a pris de la vitesse et de la dureté; on commence à sentir nettement les battements du cœur. (Débridement de la plaie en arrière pour extraire *quelques caillots sanguins* qu'on y sent avec le doigt. *Leur odeur est insupportable.* Mêmes soins que les jours précédents. Quart de ration seulement.)

Le 7, l'engorgement du ventre s'est notablement affaissé, excepté à son centre et aux bourses où il est devenu très considérable. Pouls dur, peu développé, marquant quatre-vingt-six pulsations. Les flancs se creusent. Les crins tiennent moins solidement. Abattement, anorexie, marche très pénible. (On scarifie l'engorgement des bourses et du fourreau; il s'en écoule du sang pur mêlé à un peu de sérosité. Suspensoir. Mêmes soins.)

Le 8, il y a diminution sensible de l'engorgement des bourses et du fourreau; celui du ventre n'a pas augmenté; il est toujours aussi considérable autour de l'ouverture. L'état général devient inquiétant. Le pouls, très accéléré, est aussi très faible. La force des battements du cœur est telle qu'elle imprime une légère secousse au corps de l'animal. La respiration est laborieuse et un peu saccadée; la tête basse; la température des extrémités presque froide. L'animal étant jugé sans ressource et abandonné par son propriétaire, je fais cesser tout traitement et ordonne seulement d'observer la marche de la maladie.

Le 9, l'animal tombe à cinq heures du matin sur le côté gauche après avoir longtemps chancelé. Je le vois à la visite de sept heures. L'engorgement a presque disparu partout ailleurs qu'au centre, là où se trouvait le cautère. Il n'y a plus de pouls; les battements du cœur sont tumultueux; la respiration spasmodique. Il suffit de la plus légère traction pour arracher une grosse mèche de crins. Pâleur générale des muqueuses apparentes. Agitation convulsive des membres. Cependant la mort n'a lieu qu'à trois heures de l'après-midi.

Autopsie à quatre heures (une heure après la mort).

Tumeur. Tous les muscles de la région sous-abdominale postérieure ainsi que ceux de la partie inférieure de la poitrine sont décolorés et flasques. Le tissu cellulaire environnant est gorgé de sérosité jaune citrin jusque sous la peau du périné : mais autour de la place qu'occupait le cautère, il est épais, dur, presque lardacé. Deux principales excavations existent dans l'épaisseur de cette induration, en arrière et un peu à droite, à cinq pouces au moins de l'ouverture extérieure : *elles sont remplies exactement par deux masses sanguines ayant chacune à peu près le volume d'un œuf de poule. L'altération profonde de ces deux caillots qui sont noir encre de Chine et d'une odeur putride insupportable,* ne permet pas de douter qu'ils ne datent du jour du placement du séton ; et il est évident que ce sont eux qui ont occasionné la persistance et l'aggravation des accidents que semblait devoir arrêter l'extraction des caillots qui eut lieu le 2 et le 6. Il est clair aussi que c'est leur situation profonde qui les a dérobés à l'atteinte du doigt lors de ces extractions, et que leur adaptation dans un sinus de la plaie a empêché qu'ils ne soient entraînés par les injections chlorurés.

Abdomen. Quelques légères ecchymoses sur le feuillet pariétal inférieur du péritoine. — Foie volumineux, pâle et mou. — Rate d'un noir violacé, plus grosse que dans l'état normal, se dépouillant au plus léger grattage, ou seulement à la moindre pression, de la matière qu'elle contient dans les aréoles de son parenchyme. Cette matière ressemble à de la bouillie de sang.

Thorax. Rien de notable dans les poumons.—Le cœur est mou et a une teinte lavée comme s'il était cuit. Le caillot qu'il contient dans les cavités droites est entièrement noir, sans consistance et sans odeur. La face interne de ces cavités n'est que légèrement colorée en rouge terne. Plusieurs ecchymoses, dont quelques unes ont la largeur d'une pièce de cinq francs, se remarquent sous la séreuse du ventricule gauche dont les parois internes ont, à cela près, leur couleur naturelle ; un coagulum blanc jaunâtre, peu volumineux, plaqué d'une mince lame de caillot noir, y est contenu ; il est assez résistant.

(Le sujet de cette observation était surveillé par l'élève *Villette*.)

TROISIÈME OBSERVATION.

GANGRÈNE *dans la région inguinale droite après la castration.* — *Mort de l'animal.* — CAILLOTS FIBRINEUX ALTÉRÉS *trouvés dans le tissu des enveloppes testiculaires.*

Cheval récemment châtré, de huit à neuf ans, propre au service du gros trait, ayant beaucoup d'embonpoint, paraissant d'une constitution molle, appartenant à *M. Gautier* marchand de chevaux rue de Charenton à Paris, conduit aux hôpitaux de l'école le 3o mars 18?1.

Renseignements. Il y a six jours (le 25 mars) que ce cheval a été châtré. La méthode opératoire a été celle par les casseaux, dite à *testicules découverts.* L'opération faite par un châtreur a été rapidement terminée. Les souffrances apparentes ont été presque nulles. Il y a eu un peu de tristesse les deux premiers jours, mais presque pas de fièvre. L'appétit a toujours été bon ; cependant la diète blanche a été prescrite et observée.

Le 27 mars au matin, M. Gautier entrant dans l'écurie, voit la litière de son cheval ensanglantée. Du sang coule goutte à goutte de la plaie du côté droit ; le testicule du même côté ne tient plus à la portion saine du cordon que par quelques fibres postérieures qui paraissent avoir été tiraillées : il y a eu déchirure presque complète du cordon immédiatement au dessus du casseau. M. Gautier évalue à deux ou trois livres la quantité de sang qui a dû s'écouler. Le cheval étant seul dans l'écurie, il ignore quelle a pu être la cause de cet accident. Quoi qu'il en soit, il envoie chercher un sieur Dufay, maréchal du voisinage, qui le rassure sur les suites. Cet homme complète d'un coup de bistouri l'excision du cordon, accumule une masse énorme d'étoupes dans la plaie, les y maintient à l'aide d'un point de suture à bourdonnets, et arrête ainsi l'hémorrhagie.

Le lendemain 28, il excise le testicule gauche et enlève le casseau. On ne touche point au tamponnement du côté droit. Le cheval a une demi-ration qu'il mange bien.

Le 29, il existe beaucoup d'engorgement aux parties opérées, principalement du côté droit. La partie antérieure de l'étoupade est un peu humide. Le cheval est triste et *boude* sur son avoine. Il n'a pas fienté depuis la veille. Le maréchal, frappé seulement de l'humidité de la partie antérieure de l'appareil, l'attribue à l'insuffisance du tamponnement. En conséquence, il dénoue les fils de la suture, ajoute de nouvelles couches d'étoupes par dessus les premières et refait les nœuds. Pour tout traitement il prescrit des lavements et fait lui-même une onction de pommade de peuplier. Repos absolu.

Le 30, l'engorgement a fait des progrès considérables et s'étend sous le ventre. Les couches d'étoupes mises la veille sont traversées par un liquide roussâtre qui *sent très mauvais*. Le cheval refuse tout à fait de manger. Il a le flanc retroussé et le rein raide. Les *parties* sont très douloureuses. M. Gautier étant absent ce jour là, le maréchal fait laver l'extérieur de l'appareil avec de l'eau de vaisselle, substitue l'onguent de laurier à la pommade de peuplier, et administre un breuvage dont il ne dit pas la composition. M. Gautier, rentrant le soir et effrayé de l'état de son cheval, le conduit lui-même aux hôpitaux de l'école, où il arrive à huit heures, après deux heures d'une marche extrêmement lente et pénible. — L'élève *Corneille* qui devait surveiller ce cheval recueillit tous ces renseignements de la bouche de M. Gautier qu'il invita à se trouver présent le lendemain matin à ma visite.

Visite du 31. — *État du cheval.* Il est dans un abattement complet; l'œil est morne, demi-fermé, la tête basse; l'attitude dénonce une grande faiblesse; il chancelle pour peu qu'on le pousse. Les reins sont inflexibles; les extrémités froides; les crins s'arrachent facilement. Conjonctive rouge terne; pouls à peine

sensible; battements du cœur remarquablement forts; respiration accélérée, flancs retroussés. Il n'y a pas eu de défécation ni
d'évacuation d'urine pendant la nuit. L'animal ne s'est pas couché. Un engorgement énorme, indolent et presque froid occupe
toute la région inguinale, surtout du côté droit, s'étend en
arrière jusqu'au bas de l'anus, et en avant jusque sous la poitrine.
La plaie du cordon droit est remplie par une masse d'étoupes
qui paraît considérable et que soutiennent trois points de suture
à bourdonnets. Un liquide roussâtre, extrêmement fétide, pénètre tout cet appareil, et s'échappe par gouttelettes à chaque
mouvement des membres postérieurs que fait l'animal. Une matière séro-purulente humecte la plaie du cordon gauche qui est
refoulé dans l'aine par l'engorgement.

Je fais enlever la suture, et à peine les fils en sont-ils détachés, que l'appareil n'étant plus soutenu tombe sur la litière
tout d'une masse et entraîne avec lui *un litre environ de caillots
noirs, diffluents, tellement infects que les élèves qui m'aident
à cette opération sont forcés, ainsi que moi, de s'éloigner un
instant, tant l'odeur est insupportable.* Des injections chlorurées sont faites immédiatement dans la plaie pour la déterger et
permettre d'en voir l'aspect : elle est d'une teinte brune plombée;
les bords en sont durs, les parois lisses : les doigts introduits dans
le fond y sentent des enfoncements celluleux à droite et à gauche,
et en retirent des lambeaux de caillots mollasses putréfiés.

Je préviens le propriétaire de l'imminence de la mort de son
cheval. Cependant comme il témoigne le désir qu'on fasse quelques tentatives de traitement, je fais traverser l'engorgement par
des scarifications nombreuses et profondes que l'animal ne sent
pas, non plus que le cautère actuel blanchi au feu qu'on applique
dans les parties scarifiées; on enduit celles-ci d'une couche d'onguent vésicatoire animé, et on recouvre et soutient l'engorgement avec un suspensoir matelassé d'étoupes. (Vapeurs de baies
de genièvre sous le ventre; bouchonnements fréquents; couvertures; frictions de vinaigre chaud sur les membres; injections de

. chlorure de chaux liquide dans la plaie droite; administration d'une bouteille de vin de quinquina ; lavements)

Malgré tous ces moyens, aucun mieux ne se manifesta. Les symptômes allèrent en s'aggravant. L'animal tomba à onze heures du matin, après avoir chancelé pendant quelques minutes, se débattit de temps à autre et mourut à onze heures et demie.

Autopsie faite immédiatement après la mort.

Région inguinale. L'infiltration séreuse qui constitue l'engorgement antérieur a lieu dans le tissu cellulaire qui sépare le muscle sous-cutané abdominal de la tunique jaune de ces parois. Les capillaires sanguins en sont fortement injectés. Les lèvres de la plaie sont indurées; leur coupe est jaune marbré de brun et de bleuâtre. Le cordon droit est terminé inférieurement par un caillot d'un pouce de long à peu près, dont le bout en contact avec le cordon est ferme et adhérent, et dont le bout flottant dans la plaie est *irrégulier, mou, baveux et de mauvaise odeur*. La partie supérieure du cordon est infiltrée, mais non gravement altérée ; elle adhère par presque toute sa périphérie à la surface interne de la gaine vaginale.

Deux sinus principaux, espèces de cavités irrégulières, se prolongeant entre les enveloppes extérieures de la plaie droite et au milieu de l'épaississement dont elles sont le siége, *renferment environ deux vérres de sang noir, de consistance de poix fondue, sans aucun caillot, exhalant une odeur infecte.*

L'abdomen renferme deux ou trois litres de sérosité fortement sanguinolente, sans odeur. Le péritoine est partout très injecté. Les vaisseaux mésentériques sont gorgés de sang qui a transsudé à travers leurs parois et leur forme une espèce d'auréole. Plusieurs larges ecchymoses existent sur les grosses anses intestinales.—Le foie est volumineux, pâle, comme lavé et se déchire facilement. — La rate n'est pas sensiblement altérée.

Thorax. Quelques ecchymoses seulement se remarquent à la surface extérieure des poumons et dans leur parenchyme. — Les cavités gauches du cœur sont largement ecchymosées. Les cavités droites renferment un gros caillot noir peu consistant, mais non diffluent; leur face interne a sa couleur ordinaire.

(Le sujet de cette observation était surveillé par l'élève *Corneille.*)

QUATRIÈME OBSERVATION.

GANGRÈNE *des enveloppes testiculaires à la suite de la castration.—Mort de l'animal.—*CAILLOTS DE SANG PUTRÉFIÉ *trouvés dans les bourses.*

Cheval entier propre au service de cabriolet, âgé de treize ans, d'une constitution molle, n'ayant cependant jamais été malade, d'après le dire du propriétaire, M. Bouquet de Paris.

Le 18 avril 1834, cet animal entre aux hôpitaux de l'école pour y être châtré.

Le 19, il est soumis à un régime convenable pour l'opération qu'il doit subir le lendemain.

Le 20, castration; elle est faite à *testicules couverts.* Un peu de sang s'écoule par une des veines scrotales postérieures blessée par l'incision du côté droit qu'un mouvement de l'animal a fait prolonger plus en arrière que ne le voulait l'opérateur. Cependant cette légère hémorrhagie s'arrête au bout de quelques minutes. (Diète sévère, promenade, lavements.)

Le soir, comme l'animal est inquiet, agité, a le pouls fort et vite, on lui tire six livres de sang.

Le 22, le cheval parait souffrir beaucoup de la région inguinale. Attribuant cette douleur au tiraillement du cordon sur lequel pèsent de tout leur poids les testicules qui sont très volumineux; on excise ces organes au dessous de l'épididyme. Il en résulte un soulagement évident. (Continuation du régime, des lavements et de la promenade.)

Le 22, apparition sur diverses parties de la surface cutanée, notamment sur les épaules et la croupe, d'élevures en forme de plaques, de grandeur variable depuis celle d'une pièce de cinq francs jusqu'à celle d'une pièce de cinq sous. Ces élevures sont dures, indolentes et bien circonscrites ; les poils qui les recouvrent sont légèrement hérissés. (Saignée de six livres, frictions ammoniacées, breuvages émollients acidulés, diète, lavements.) On enlève les casseaux. L'engorgement des bourses est peu considérable. L'animal est moins souffrant.

Le 23, il ne reste plus aucun vestige de l'éruption de la veille. La plaie résultant de la castration va bien ; la suppuration commence du côté gauche ; rien ne l'annonce du côté droit. (Un quart de ration, mêmes soins.)

Le 24, les enveloppes testiculaires et le fourreau sont engorgés. La suppuration est séreuse du côté gauche ; elle est toujours nulle du côté droit. Quelques gouttelettes sanguinolentes et de mauvaise odeur s'échappent de ce côté. (Suspensoir. Injection d'eau tiède chlorurée. Promenade.)

Le 25, l'engorgement est énorme aux bourses et au fourreau, surtout du côté droit. Il s'étend de ce côté jusqu'au dessous de la poitrine ; la suppuration est tout à fait tarie à gauche. La plaie du côté droit laisse toujours échapper de son fond un liquide sanguinolent brunâtre et infect qui s'écoule goutte à goutte et salit la face interne du membre correspondant. L'animal éprouve une vive douleur quand on presse sur la région inguinale de ce côté. On explore la face abdominale de cette région en introduisant le bras par le rectum : il n'y a qu'un peu d'empâtement sous-séreux, mais le cordon n'a pas plus de volume qu'il n'en a ordinairement à la suite de la castration. Pouls petit, dur, accéléré ; respiration vite et saccadée ; inappétence, anxiété, marche pénible et embarrassée dans les membres postérieurs ; reins inflexibles. (Scarifications profondes dans les parties engorgées.) Il s'en écoule, et on en fait sortir par la pression beaucoup de sérosité mêlée à du sang. (On lotionnera ces parties avec une infusion aromatique chlorurée ; on injectera du même liquide dans les plaies inguinales. Promenades courtes et fréquentes ; lavements; continuation du suspensoir à l'écurie; bouchonnements; couvertures.)

Le soir, l'engorgement des parties génitales s'est refroidi brusquement. Il y a chute du pénis qui devient rapidement le siége d'une tuméfaction froide et indolente. L'animal est faible et chancelant; le pouls presque effacé; les extrémités glacées. (Nouvelles scarifications dans l'engorgement du pénis; il s'en écoule de la sérosité citrine en abondance. Frictions vigoureuses sur les parties scarifiées avec de l'eau de vie camphrée pure. Administration d'une bouteille de vin de quinquina chaud. Bouchonnements continuels. Couvertures de laine. Fumigations de baies de genièvre.) Une heure après, l'engorgement du pénis a diminué de moitié; un peu de chaleur y est revenu ainsi qu'aux extrémités et à la peau. Le pouls s'est relevé, l'animal est moins vacillant. (On fera prendre un second breuvage, et on fera de nouvelles frictions pendant la nuit.)

Le 26, même état que la veille au soir après l'administration du quinquina, si ce n'est qu'on a remarqué une augmentation notable dans la force des battements du cœur. (Mêmes soins.)

Le 27, le malade peut à peine se tenir debout. Le pouls est insensible; la périphérie du corps presque froide; la respiration vite et saccadée; l'œil morne et éteint; les battements du cœur ébranlent le corps à chaque secousse; les crins s'arrachent à la moindre traction. On veut sortir l'animal de sa sta... il ne peut marcher seul; on est obligé de le soutenir avec des barres de bois pour l'empêcher de tomber. Chute à trois heures de l'après-midi. Les tentatives pour le faire relever sont vaines. Depuis ce moment il est dans un état d'agitation presque continuelle et se débat sans cesse. Mort à huit heures du soir.

Autopsie le lendemain 28, à huit heures du matin (douze heures après la mort.)

Région inguinale. L'engorgement sous abdominal a disparu. Celui des parties génitales est produit par une grande quantité de sérosité dont la couleur citrine est troublée par une teinte légèrement sanguinolente. Des taches rouge-brun, véritables ecchymoses, sont disséminées çà et là dans les tissus infiltrés, du côté droit où les altérations sont plus étendues et plus prononcées que du côté gauche. Sous le dartos du côté droit, à l'extrémité antérieure de l'incision faite pour diviser les enveloppes lors de l'opération, un décollement existe se prolongeant en avant de trois ou quatre pouces, et logeant dans la cavité qui en résulte *un coagulum fibrineux, brun noirâtre, du volume d'une grosse noix, peu consistant, exhalant une odeur pénétrante de sang putréfié, et nageant dans environ un décilitre de liquide sanguinolent non moins infect, semblable à celui qu'on avait vu s'écouler par la plaie droite lors de l'apparition des premiers symptômes inquiétants.*

Le cordon gauche est terminé à sa partie inférieure par un renflement creux, communiquant au dehors par une ouverture fistuleuse très étroite, et renfermant du pus gris blanchâtre, séreux, de très mauvaise odeur.

Abdomen. Le péritoine est parsemé dans toute son étendue d'ecchymoses nombreuses apparaissant comme des plaques auréolées le long des vaisseaux mésentériques, et sous forme de vergetures ou de piquetures. Dans ses autres parties il est uniformément rouge, mais sans trace aucune de fausses membranes dans la région inguinale droite.

Les ganglions lymphatiques sous-lombaires sont rouges sans avoir augmenté sensiblement de volume.—La rate, plus grosse que dans l'état normal, est inégalement molle, d'un couleur bleuâtre, et laisse couler à la plus légère pression, quand on l'a coupée dans les endroits les plus mous, une bouillie rouge noirâtre que le lavage seul suffit pour lui enlever en laissant à nu sa trame fibreuse.

Thorax. Environ un verre de liquide séro-sanguinolent est contenu dans le péricarde. Le tissu du cœur est ramolli et décoloré. De larges ecchymoses se remarquent sous la séreuse du ventricule gauche qui renferme peu de sang. Les cavités droites et les troncs affluents des veines caves sont remplis de sang très noir et pris en caillots mous. La face interne de ces cavités et de ces veines est teinte d'une couleur rouge foncé uniforme, partout où elles sont remplies par des caillots de sang, c'est à dire en arrière jusqu'à la division pelvienne, et en avant jusqu'à la naissance des jugulaires. Il est remarquable pourtant que cette coloration est beaucoup plus foncée dans la veine cave postérieure que dans l'antérieure.

Les poumons sont sains.

(Ce cheval était surveillé par l'élève *Thibaudeau*.)

CINQUIÈME OBSERVATION.

GANGRÈNE *à la région inguinale gauche à la suite de la castration. — Mort de l'animal. —* CAILLOTS SANGUINS PUTRÉFIÉS *trouvés autour du cordon testiculaire gauche.*

Poulain propre au service de diligence, âgé de quatorze mois, d'une bonne constitution, plein de vigueur et de santé. Il appartient à M. Verdure de Vincennes, qui l'envoie à l'école pour le faire châtrer parce qu'il tourmente les juments avec lesquelles il se trouve dans une même écurie.

L'opération est faite le 13 mai 1837 par M. Maillet chef de service attaché aux hôpitaux d'Alfort. La méthode qu'il emploie est celle dite à *testicules couverts*. Le poulain avait été préparé à l'opération par une diète blanche. (Paille et eau légèrement blanchie avec de la farine d'orge.)

Quand l'animal est relevé, M. Maillet remarque que la ficelle qui étreint et rapproche les deux branches du casseau en arrière, est un peu desserrée du côté droit. Il en replace une autre qu'il serre davantage. Il y a aussi un léger relâchement dans le lien du côté gauche ; mais il ne le croit pas assez grand pour devoir y remédier. (Diète, promenade, lavements, couverture. Saignée de trois livres deux heures après l'opération.)

Le 14, rien de remarquable. (Mêmes soins et régime.)

Le 15 au matin, on observe un commencement de suppuration, et, comme il arrive ordinairement à la suite de la castration, un léger engorgement des lèvres de la plaie. Le cheval a bon appétit, marche facilement, est aussi gai que son état peut le permettre. (Mêmes soins; on lui donnera quelques poignées de foin dans le courant de la journée.)

Le soir, à quatre heures, on excise immédiatement au dessous des casseaux les testicules et la portion de cordon y attenant qui doivent être mortifiés. Puis on fait tomber les deux branches de chaque casseau en les écartant, après avoir coupé les liens qui les tenaient rassemblées. Quelques minutes après leur enlèvement, on voit du sang s'échapper par le bout inférieur du cordon gauche (1), goutte à goutte d'abord, puis en filet léger. Cependant cette hémorrhagie s'arrête seule; c'est à peine si elle a fourni trois ou quatre onces de sang. (On surveillera l'animal pendant la nuit.)

Le 16, il y a un peu d'engorgement et de douleur aux enveloppes. La suppuration continue du côté droit; elle y est presque de bonne nature; elle n'a point encore commencé du côté gauche. Les reins sont peu flexibles. L'animal n'a rien perdu de son appétit. Sa marche est libre. Il hennit plusieurs fois à la promenade. (Mêmes soins. Diète sévère. Embrocations de pommade de peuplier sur les enveloppes engorgées. Lavements.)

Le 17, peu de changemens. Il y a un peu plus d'engorgement à la partie inférieure des enveloppes du côté gauche. Les mouvemens du membre postérieur de ce côté sont plus raides pendant la marche. Les reins sont inflexibles. (Mêmes soins; on fait quelques moucheturcs dans l'engorgement.)

---

(1) Il ne faut pas oublier que ce cordon avait été moins comprimé que l'autre; qu'il ne l'avait pas été autant qu'il aurait dû l'être, M. Maillet ayant négligé de mettre un second lien pour en rapprocher suffisamment les branches, lorsqu'il s'aperçut, aussitôt après l'opération, qu'elles s'étaient un peu écartées.

Le 18 au matin, l'engorgement a fait des progrès effrayants. Il occupe toute la région inguinale gauche, au point de forcer l'écartement du membre correspondant pendant la station : il s'étend en avant du même côté jusqu'à l'ombilic. La plaie est mouillée par un liquide sanguinolent de très mauvaise odeur. La tuméfaction est nulle dans l'aine droite; mais la suppuration, louable la veille, est plus claire dans la plaie de ce côté. L'animal est triste et abattu; il ne se remue que lorsqu'on le pousse ou le frappe. Le pouls, qui avait peu varié après l'opération, est petit et accéléré. La conjonctive est très rouge et injectée. On commence à sentir distinctement les battements du cœur. Les crins sont déjà très faciles à arracher.

Il faut noter ici, pour constater la rapidité avec laquelle la maladie a marché, que la veille, à dix heures du soir, l'élève *Harlé*, chargé de la surveillance de ce cheval, avait trouvé le pouls dans son état à peu près normal, n'avait pas senti de liquide particulièrement odorant dans la plaie du côté gauche, et avait dû faire d'assez grands efforts pour arracher une mèche des crins de l'encolure.

Chargé de la visite ce jour-là, M. Maillet se borne à débrider largement les enveloppes du côté gauche, en prolongeant en avant et en arrière l'incision faite lors de la castration. Tout aussitôt *un caillot de sang assez consistant, noir, fétide, et dans un état très avancé de putréfaction* s'échappe de la plaie. Sans s'assurer s'il en existe d'autres, M. Maillet scarifie profondément l'œdème inguinal et celui du fourreau, lotionne avec du chlorure de chaux liquide, en fait faire des injections dans la plaie droite, enfonce des cautères rougis au feu dans les points scarifiés, et recouvre les eschares d'onguent vésicatoire pour fixer l'engorgement et y provoquer une suppuration franche. (L'animal sera promené plusieurs fois dans la journée, huit ou dix minutes chaque fois; on le couvrira bien et bouchonnera souvent. Pour ration, un quart d'avoine cuite légèrement salée, donnée en quatre ou cinq fois, un peu de paille. On administrera de temps à autre quelques palettes d'un électuaire composé de miel, extrait de gentiane, poudre de quinquina et chlorure de chaux.)

A onze heures du matin, il y a un mieux apparent; le cheval a mangé un peu d'avoine; il est moins affaissé, moins faible; il s'est couché deux fois et s'est relevé assez facilement. Le pouls a pris un peu del argeur; mais les battements du cœur sont devenus plus forts, et les crins ne sont pas plus résistants. Il y a eu une légère moiteur générale de la peau à dix heures et demie; elle a duré environ un quart d'heure.

A quatre heures, l'amélioration qui s'était soutenue jusque-là, s'arrête. A dater de ce moment, des symptômes alarmants se déclarent et se succèdent dans l'ordre suivant : Le malade, à peu près tranquille auparavant, commence à s'agiter avec inquiétude; il piétine, frappe le sol avec ses pieds antérieurs, saisit convulsivement la litière avec ses dents, la mâche quelques secondes avec fureur et la laisse retomber; il a l'œil fixe, hagard; l'expression de sa physionomie est celle d'une douleur vive et profonde; une sueur générale et abondante se déclare et cesse au bout de quelques minutes; la respiration est courte, saccadée et laborieuse; le pouls est filiforme, presque imperceptible; les battements du cœur ont encore augmenté de violence. L'animal a peine à se soutenir debout, il chancelle à chaque instant comme s'il allait tomber. Insensibilité générale; froid des extrémités et des parties génitales, dont l'engorgement a diminué de moitié; sécheresse et fétidité des plaies; pâleur des muqueuses apparentes. Cet état de choses va en s'aggravant jusqu'à onze heures du soir. Alors, la faiblesse paraît augmenter, l'animal chancelle et trébuche comme un homme ivre; il cherche à se retenir en prenant un point d'appui sur la mangeoire avec sa tête, regarde souvent son flanc gauche. Au bout de quelques minutes, il tombe comme une masse sur le côté gauche, se débat un peu comme s'il avait des coliques, et essaie plusieurs fois de se relever sans pouvoir y parvenir. Mort à onze heures et demie.

Autopsie le 19 à huit heures du matin (neuf heures après la mort).

Région inguinale. L'engorgement des parties génitales qui existe principalement du côté gauche est produit par une infiltration séreuse jaune, marbrée de gris pâle, sanguinolente par places. La plaie de ce côté, incisée en long jusqu'à l'anneau inguinal. met à découvert le cordon dans toute sa longueur, et laisse voir entre la face interne du bout inférieur de ce cordon et le raphé, sous les enveloppes, une poche de forme irrégulière, de trois ou quatre pouces de profondeur, communiquant largement avec la plaie, et *contenant une masse de sang putréfié, de consistance de gelée claire, noire avec un reflet bleuâtre, d'une odeur insupportable.*

Les tissus qui entourent cette poche sont grisâtres, ramollis, ecchymosés et se déchirent avec facilité. Le muscle crémastère est comme cuit. Le cordon est sphacelé jusqu'au delà de la région inguinale : le tissu cellulaire qui l'entoure dans l'abdomen est le siége d'une infiltration considérable jusque dans la région sous-lombaire. Les muscles de la face interne de la cuisse sont flasques et décolorés, surtout dans leur partie voisine de l'aine.

Abdomen. Toute la face interne de la cavité abdominale a une teinte générale rouge livide d'autant plus prononcée qu'on l'examine plus près de la région inguinale. Des ecchymoses nombreuses, variant à l'infini de forme et de largeur, des vergetures, des piquetures se remarquent dans tous les points de son étendue; on en voit beaucoup à la surface de l'intestin.

Les veines mésentériques sont gorgées de sang qui a transsudé à travers leurs membranes, et leur forme une auréole rouge livide jusqu'à deux ou trois lignes de leurs parois.

La rate est volumineuse, molle, rouge bleuâtre, marbrée à sa surface ; la matière qu'elle contient dans ses mailles est noire et diffluente comme du raisiné.

Le foie décoloré se déchire facilement.

Rien de notable qu'un peu de rougeur dans toute l'étendue de la muqueuse gastro-intestinale.

Thorax. Le poumon, très sain d'ailleurs, est parsemé à la surface de ses deux lobes d'une multitude d'ecchymoses sous pleurales très rapprochées les unes des autres. Une auréole de sang accompagne dans presque toute leur étendue les vaisseaux qui pénètrent cet organe.

La substance du cœur est pâle et sans élasticité. Les vaisseaux des scissures cardiaques et coronaires sont accompagnés d'une auréole rouge livide, tachetée de nombreuses piquetures comme les vaisseaux mésentériques.

Le ventricule gauche renferme un peu de sang noir et peu consistant. De larges ecchymoses existent en grand nombre sous sa membrane interne. Le sang qui distend le ventricule droit est noir foncé, mi-liquide, mi-caillé en masses presque diffluentes. Les parois de cette cavité sont uniformément teintes en rouge brun. Cette coloration s'étend jusque dans toute la portion thoracique de la veine-cave postérieure. Elle existe aussi, mais beaucoup moins sensible, dans la veine-cave antérieure. La même teinte se retrouve moins uniforme dans la portion abdominale de la veine cave postérieure ; elle manque complètement dans la veine porte. Une circonstance digne de remarque et que j'indiquai aux élèves, c'est que dans tout l'arbre veineux postérieur le sang est resté liquide, tandis qu'il est pris en caillots plus ou moins consistants dans les branches affluentes de la veine cave antérieure. De même que dans les sujets de plusieurs observations ci-jointes, on peut facilement distinguer une très légère odeur de gangrène dans le sang de la veine cave postérieure, tandis que le sang puisé dans la veine cave antérieure à l'odeur du sang dans l'état normal.

(Ce cheval était surveillé par l'élève *Harlé*.)

SIXIÈME OBSERVATION (1).

Gangrène *des enveloppes testiculaires et du cordon.* — *Mort de l'animal.* — Caillots putréfiés *trouvés, à l'ouverture, dans l'épaisseur des enveloppes.*

Cheval entier, propre au service de la poste, âgé de neuf ans, atteint depuis quatre mois de la morve chronique, en état moyen

____

(1) Ayant entrepris dès l'année 1831 de réunir tous les matériaux d'un traité de chirurgie vétérinaire, m'étant convaincu dans mes recherches bibliographiques de la diversité des opinions émises par les auteurs sur la valeur des différentes opérations mises en usage ou conseillées sur les animaux domestiques, et ne voulant rien écrire qui ne reposât sur des faits certains et que j'aie pu juger par moi-même, je commençai une série d'expériences chirurgicales que je continue encore aujourd'hui, et qui ont eu pour témoins tous les professeurs et élèves de l'école d'Alfort. Ces expériences consistent à pratiquer un plus ou moins grand nombre de fois, suivant son importance, chacune des opérations en usage dans notre chirurgie ordinaire ou conseillées sans avoir reçu le contrôle de l'expérience ; à en varier les méthodes et les procédés pour reconnaître les plus faciles et les plus sûrs ; à constater les accidents dont elles peuvent être suivies, et à chercher les moyens de les éviter ou d'y porter remède. La castration, opération si fréquemment pratiquée sur le cheval, est une de celles qui a le plus fixé mon attention. J'ai étudié comparativement, en les pratiquant, les diverses méthodes et procédés d'après lesquels on l'exécute, et, entre autres, la méthode par *excision simple du cordon* que j'ai expérimentée sur trente-six chevaux presque tous morveux. De ces trente-six, vingt-cinq ont parfaitement guéri après un temps qui a varié de douze à trente jours ; six ont succombé au farcin aigu auquel a donné lieu la suppuration ; cinq sont morts de la *gangrène* locale résultant de la putréfaction de caillots de sang dans l'épaisseur des enveloppes testiculaires. C'est parmi ces cinq observations que j'ai choisi, pour les rapporter, celle-ci et la suivante. J'ai cru superflu de faire l'histoire des trois autres qui sont en tout semblables à la première que je vais consigner.

d'embonpoint, mais mou et sans vigueur; abandonné aux hôpitaux de l'école par M. Labbé son propriétaire.

Expérience. Le 12 octobre 1836, le cheval est abattu et entravé comme pour la castration par les casseaux. D'un seul coup de bistouri j'incise dans toute la longueur du testicule, le scrotum, le dartos et la tunique fibro-séreuse, de manière à pénétrer largement dans la gaine vaginale. Le testicule sort aussitôt; je le saisis de la main gauche, je remonte les enveloppes de l'autre main et je coupe le cordon en travers au-dessus de l'épididyme. J'opère de la même manière sur chaque testicule. Cinq minutes après l'animal est relevé; on le promène quelques instans et on le rentre à l'écurie.

Le sang, qui d'abord ne tombe que goutte à goutte, s'écoule bientôt par un filet continu, et s'arrête une heure et demie après l'opération. J'évalue à huit à dix livres au plus la quantité que l'animal en a perdue. Il n'en paraît aucunement affecté et mange avec appétit la ration entière qui lui est continuée. Les enveloppes qui entourent le cordon dans sa partie conservée, sont tuméfiées ou plutôt distendues par les caillots qui se sont formés et arrêtent l'hémorrhagie. On ne fait rien; on se bornera à noter ce qui pourra survenir.

Le 13, l'animal continue à bien boire et bien manger. Il ne s'écoule pas de sang par les plaies. On remarque que l'engorgement, qui du reste n'a pas augmenté, existe principalement du côté gauche et est presque nul du côté droit.

Le 15, le fourreau est œdématié, l'engorgement un peu augmenté, les parties opérées un peu douloureuses. Aucun écoulement par les plaies; continuation de l'appétit.

Le 16, l'engorgement est considérable aux enveloppes et au fourreau. Il s'écoule un peu de pus clair par l'incision droite, l'incision gauche ne donne issue qu'à un liquide fortement sanguinolent et de mauvaise odeur. Le membre postérieur gauche est gêné pendant la marche qui parait pénible. Les reins sont raides, le pouls petit et accéléré. Il y a des moments de tristesse ; l'appétit est moindre. (Soins de propreté.)

Le 17, l'engorgement est énorme ; l'œdème s'étend en avant sous le ventre, et en arrière jusqu'en bas du périné. Les plaies sentent très mauvais ; la droite a cessé de suppurer. Anxiété continuelle ; anorexie ; affaiblissement du pouls. On commence à sentir les battements du cœur ; les crins tiennent encore assez bien.

Le 18, la tuméfaction a fait de tels progrès que l'animal peut à peine porter en avant les membres postérieurs qu'il tient très écartés. L'œdème a gagné le dessous de la poitrine. L'odeur exhalée par les plaies est infecte, surtout par la plaie gauche d'où s'échappe une sanie sanguinolente quand l'animal fait quelques pas. La faiblesse est extrème, le pouls insensible, les extrémités presque froides, les muqueuses pâles, les battements du cœur tumultueux. Les crins, la veille encore résistants, tombent par mêches à la moindre traction. Mort à huit heures du soir.

Autopsie le 19 à midi (seize heures après la mort).

Le ventre est balloné. L'engorgement sous-abdominal ne renferme que de la sérosité claire ; quelques vergetures se remarquent dans le tissu cellulaire en avant du fourreau.

Région inguinale. Entre le bout inférieur du cordon gauche et la partie inferieure des enveloppes, un peu en avant, une poche s'est formée dans le tissu cellulaire très lâche de ces régions, et renferme *un caillot noir presque diffluent, d'une odeur putride pénétrante et dans un état très avancé de décomposition.* Un peu de sérosité roussâtre ou plutôt de sang très liquide infiltre les tissus environnants. Le bout inférieur du cordon se termine pa un caillot de près de deux pouces de long qui lui est adhérent et semble le continuer. *Ce caillot, ferme à sa base, est très mou et filamenteux à son extrémité libre qui a subi un commencement de décomposition putride,* moins avancée pourtant que celle du caillot des enveloppes. Le muscle crémastère est mollasse, décoloré et maculé de rouge terne dans sa partie sous inguinale.

Abdomen. Beaucoup de liquide sanguinolent est épanché dans cette cavité. Un grand nombre d'ecchymoses se remarque sous le péritoine et entre les lames du mésentère dont la plupart des vaisseaux sont auréolés.

La rate est peu altérée.

Cavité thoracique. Nombreuses ecchymoses dans les deux poumons, moins sensibles cependant dans le poumon droit à cause de l'hyperémie cadavérique dont il est le siége, l'animal étant mort et le cadavre étant resté seize heures couché sur ce côté.

Le sang que renferment les cavités du cœur est très noir et sirupeux ainsi que dans toute la veine cave postérieure ; il est demi-coagulé dans les jugulaires et le tronc de la veine cave antérieure. Cependant l'odeur de la gangrène ne s'y fait pas sentir. L'intérieur des ventricules, du droit surtout, aussi bien que celui des veines est rouge cramoisi.

(Le sujet de cette observation était surveillé par l'élève *Berthe.*)

SEPTIÈME OBSERVATION.

GANGRÈNE *des enveloppes testiculaires à la suite de la castration par excision simple.* — *Pneumonie gangréneuse consécutive.* — *Mort de l'animal.* — CAILLOTS PUTRÉFIÉS *extraits des enveloppes peu de temps avant la mort.*

Cheval entier, propre au trait, âgé de 4 ans, faiblement constitué, abandonné aux hôpitaux de l'Ecole pour cause de morve. Il tousse depuis deux mois.

Expérience. Le 15 octobre 1837, je pratique la castration par *excision simple*, de la même manière que sur le sujet de la précédente observation. L'opération est promptement faite et ne présente rien de particulier. L'hémorrhagie, nulle d'abord, ne se déclare que cinq heures après, et dure 10 heures. Le sang tombe tantôt goutte à goutte, tantôt par un filet très fin ; il n'y a que de courtes interruptions. J'évaluai à 20 livres la quantité de sang qui fut perdue. Pendant cette journée, l'animal mangea la ration entière avec assez d'appétit.

Le 16, il paraît faible; il y a une légère pâleur des muqueuses, de la lenteur et de la mollesse dans le pouls. Les enveloppes sont un peu tuméfiées au dessus et en avant des incisions (administration d'une bouteille de vin de quinquina. Ration entière).

Le 17, l'animal est gai, il a mangé sa ration avec appétit. Les muqueuses sont rosées, le pouls plus fort. On supprime le vin de quinquina (soins de propreté). Dans la nuit, une légère hémorrhagie a lieu, et s'arrête spontanément. Il n'y a perte que de très peu de sang.

Le 18, l'engorgement des enveloppes a augmenté. Un liquide séro-sanguinolent s'écoule goutte à goutte par les plaies : il sent un peu mauvais. (On détache avec précaution la partie la plus extérieure des caillots qui se sont formés dans la plaie, sans oser enlever le tout dans la crainte de renouveler l'hémorrhagie. Injection de chlorure de chaux liquide; scarifications dans l'engorgement; ration entière.) L'animal mange très bien.

Le 19, les scarifications ont produit un peu de dégorgement. Je reconnais, en explorant l'intérieur de la plaie avec le doigt qu'il existe en avant de l'angle antérieur de l'incision droite, une poche sous-cutanée dans laquelle s'amasse et s'altère le liquide exprimé des caillots qui entourent le cordon. Je débride en avant jusqu'au delà de cette poche, et j'enlève encore un peu des caillots qui commencent à se décomposer. Une légère transsudation sanguine qui s'opère au travers de ce qui en reste et mouille la plaie, me faisant craindre une hémorrhagie, m'empêche d'en enlever une plus grande quantité (Injections chlorurées; ration entière).

Le 20, des symptômes de pneumonie se déclarent. Fondé par de précédentes observations à craindre la funeste influence sur cette maladie du séjour de caillots altérés dans une plaie, je prolonge en arrière et en avant les incisions du scrotum, et j'extrais tout ce qu'il m'est possible de saisir des caillots sanguins qui les remplissent presque entièrement, au risque de déterminer une nouvelle hémorrhagie. Mais il ne s'écoule que très peu de sang veineux qui s'arrête quelques instants après. Les caillots extraits sont beaucoup plus altérés que ne me portait à le penser le peu d'engorgement des parties et l'état général de l'animal jusqu'à ce moment. *Ils sont tout à fait décomposés et d'une odeur très forte de putréfaction.* Il n'existe aucune trace de suppuration aux plaies qui ont toutes deux un mauvais aspect. (On repètera souvent les injections chlorurées. — Saignée de 4 livres. — Electuaire avec le quinquina.)

Le 21, les symptômes sont aggravés : c'est le poumon droit qui est malade. Le cœur bat fortement; le pouls est à peine sensible; les crins ne tiennent presque pas. Il y a anorexie complète, faiblesse très grande; l'air expiré a une odeur fade bien sensible. Il continue de s'écouler par les plaies un liquide rougeâtre, sanieux, infect.

Le cheval étant consacré aux expériences, et ne compromettant les intérêts de personne par cette témérité, je fais abattre le cheval malgré l'existence d'une pneumonie aussi grave et la difficulté de respiration dont elle s'accompagne. Je veux rechercher en examinant les plaies plus complètement que je ne peux le faire quand l'animal est debout, s'il ne resterait rien dans leur fond qui entretînt les phénomènes gangréneux dont l'enlèvement des caillots aurait dû arrêter les progrès. A cet effet, j'agrandis les incisions avec l'instrument tranchant, et je reconnais que les parois des deux plaies sont tapissées par une couche de fibrine gris-sale, légèrement adhérente, sans aucune trace d'organisation, et que j'avais prise, quand j'explorais avec le doigt l'intérieur des plaies, pour des bourgeons charnus produits à leur face interne. Ce que j'avais cru être le bout du cordon lui-même, est aussi un *caillot fibrineux altéré* continu formé à son extrémité dont il a la forme, ayant une certaine consistance et long d'environ deux pouces. Bien que je regarde le cheval comme perdu, je détache avec assez de facilité la couche de fibrine qui revêt la face interne des plaies, et j'excise au raz du bout du cordon le caillot infect qui pend à son extrémité. On fait relever l'animal à grande peine. Il est en nage; sa respiration est dans un état d'agitation inexprimable : chaque battement du cœur imprime une secousse à tout le corps. Il peut à peine se tenir sur ses jambes et on est obligé de le soutenir pour le conduire à l'écurie. La surface du corps et les extrémités sont froides. On le bouchonne et le couvre bien; et après qu'il est un peu calmé, on lui administre avec précaution un litre de vin de quinquina, additionné de six gros de camphre. (Les plaies sont détergées avec du chlorure de chaux liquide, et pansées avec la même substance pulvérisée; quelques pointes de feu sont disséminées dans l'engorgement des enveloppes. Je fais appliquer un large vésicatoire sous la poitrine.) La journée et la nuit sont très agitées.

Le 22 au matin, faiblesse extrême; l'animal ne peut se relever seul. L'odeur de l'air expiré est cadavéreuse. Il y a jetage par les deux naseaux d'une matière épaisse et brunâtre ayant la même odeur. Battement de flancs. Pouls inexplorable; muqueuses pâles; extrémités glacées. On entend à plusieurs pas de distance les percussions du cœur contre les parois de la poitrine. Les crins ne tiennent plus. Le râle caverneux avec gargouillement a remplacé au centre du poumon droit le bruit de frottement de la veille. Le râle crépitant humide existe dans presque toutes les parties de ce poumon restées saines jusque-là. Il n'y a pas d'écoulement par les plaies du scrotum qui sont sèches et livides. L'engorgement environnant a presque entièrement disparu pendant la nuit : le vésicatoire n'a produit aucun effet. A 10 heures l'animal se couche, ou plutôt se laisse tomber sur le côté droit, essaie inutilement de se relever et meurt presque aussitôt.

Autopsie à 11 heures (1 heure après la mort).

Cavité abdominale. La rate est épaissie, molle, contenant une matière analogue à du raisiné un peu liquide. — Le foie est volumineux et laisse écouler des incisions qui le pénètrent du sang noir et comme poisseux. Tels sont aussi les caractères du sang contenu en grande quantité dans la veine cave postérieure; tandis que dans les veines mésentériques il y a çà et là quelques caillots bien formés. Plusieurs des ganglions sous-lombaires sont engorgés et ressemblent par leur couleur et leur consistance à des caillots sanguins.

Cavité thoracique. Les poumons ne s'affaissent pas à l'ouverture de la poitrine. La surface du lobe droit est dure, inégale, bosselée par places, marquée de teintes grises aux endroits des bosselures, et rouge, violacée ou bleuâtre dans les points déprimés. Une coupe transversale à l'axe de ce lobe, pratiquée de haut en bas dans son milieu et intéressant toute son épaisseur, donne écoulement à un liquide brunâtre, trouble et d'une odeur infecte. On distingue sur les deux plans de cette coupe, dont l'aspect est celui d'une tranche de fromage de cochon, les différents degrés d'altération dont la surface pulmonaire est le siége. En haut et près de la supeficie on voit quelques portions de tissu sain ecchymosé çà et là. En se rapprochant du centre, on trouve de l'engouement inflammatoire; puis des points hépatisés avec des noyaux albumino-fibrineux à leur centre, encadrés dans des bandes linéaires de tissu cellulaire infiltré; plus profondément encore, un commencement de ramollissement des noyaux albumino-fibrineux, avec une teinte rouge plus foncée des tissus altérés qui les entourent; enfin des cavités creusées dans la substance pulmonaire, véritables cavernes traversées par des débris de vaisseaux et de bronches et contenant un détritus gangréneux d'une odeur repoussante. La principale de ces cavernes a près de 2 pouces de diamètre et se trouve dans le milieu même du poumon très près de sa surface; ce qui a permis de la reconnaître du vivant de l'animal.

Le poumon gauche a son bord inférieur à l'état d'hépatisation rouge; dans les autres points, il contient disséminées dans sa substance de nombreuses ecchymoses ayant chacune pour centre un noyau blanchâtre; plusieurs de ces noyaux ont une consistance qui doit faire admettre leur ancienneté.

Région inguinale. Les plaies des enveloppes testiculaires ne renferment plus que *quelques débris de caillots putréfiés* ; elles ont, ainsi que la partie sous-abdominale du cordon, tous les caractères de la gangrène.

(Le sujet de cette observation était surveillé par l'élève *Morlet.*)

HUITIÈME OBSERVATION.

GANGRÈNE *suite d'un trombus à la jugulaire.* — *Pneumonie gangréneuse consécutive.* — *Mort de l'animal.* — CAILLOTS PUTRÉFIÉS *trouvés autour de la jugulaire.*

Cheval hongre, propre au service de cabriolet, âgé de 9 ans, de constitution molle ; appartenant à M. Rousseau, négociant à Paris.

Renseignements. Le **12** janvier 1837, ce cheval tomba dans les brancards en faisant une course dans Paris. Il n'en parut pas immédiatement affecté ; mais le **17** il devint triste et refusa de manger. Le propriétaire l'envoya aussitôt chez M. Collas, vétérinaire à Paris, qui jugea à propos de lui tirer du sang et ouvrit à cet effet la jugulaire gauche. Dix minutes après sa rentrée à l'écurie, l'animal se frotta la saignée contre la mangeoire, ce qui donna lieu à un épanchement de sang dans le tissu cellulaire qui sépare la peau de la veine : l'épanchement s'arrêta lorsque le trombus eut le volume du poing. Pour ce fait, le cheval fut reconduit, le lendemain 18, chez M. Collas qui pratiqua une incision de haut en bas dans toute l'étendue de la tumeur, en retira les caillots sanguins, puis remplit d'étoupes la plaie qui saignait beaucoup après cette extraction, plaça de la paille en dehors des étoupes, ramena la peau par dessus cet appareil, et en maintint les bords le plus rapprochés possible par une suture des pelletiers. Le tout fut recouvert par une couche de plâtre délayé dans l'eau. Ce pansement resta jusqu'au 25, jour où le propriétaire retira son cheval de chez M. Collas pour l'envoyer aux hôpitaux de l'École d'Alfort.

Etat de l'animal à son entrée aux hôpitaux :

Je remarque d'abord que les poils de la portion de peau qui est située au dessous de l'appareil de pansement, sont salis par une matière sanieuse, rouge, grumeleuse et de très mauvaise odeur. Le propriétaire me déclare qu'il a déjà remarqué lui-même cet écoulement il y a trois jours, en allant voir son cheval chez M. Collas ; mais qu'alors il ne s'en est pas inquiété parce qu'il ne sentait presque rien : que ce n'est qu'hier qu'il a reconnu la mauvaise odeur. Je fais ensuite enlever tout l'appareil qui couvre la partie malade. La plaie résultant de l'incision faite par M. Collas a environ quatre pouces de longueur sur deux de large. Elle a un mauvais aspect. Sa teinte est rouge brun tacheté de blanc grisâtre. Son odeur est très fétide. Le sang qui la recouvre *est en caillots rouges et blancs. Ces derniers sont essentiellement fibrineux, de consistance de fromage, et dans un état avancé de putréfaction.* Sous un décollement de la peau formant poche à l'angle inférieur de l'incision se trouve un *mélange de sanie purulo-sanguinolente, à odeur putride, tenant en suspension des parcelles fibrineuses grisâtres,* et pouvant s'échapper au dehors par le fond de la poche où existe une petite ouverture qui paraît résulter d'une ulcération gangréneuse de la peau : en effet, les bords de cette ouverture que cachait la partie inférieure de l'appareil, sont bleuâtres et dénudés de poils. Les lèvres de la grande incision sont renversées, tuméfiées, violacées par places, et gangrenées dans presque tous les points où étaient passés les fils de la suture.

Le cheval est triste et abattu, tient la tête basse, a la marche molle et nonchalante. L'air expiré est chaud, la respiration très accélérée et plaintive, les muqueuses apparentes rouges, le pouls plein, vite et fort, l'artère tendue. L'auscultation fait reconnaître du râle crépitant humide dans une grande partie du poumon gauche, et dans quelques parties du poumon droit. Il y a absence du murmure respiratoire en arrière de l'épaule gauche. Toux grasse et forte.

Diagnostic. Pneumonie double.

Pronostic grave. Ce pronostic est fondé sur l'état actuel de l'animal, d'abord; et sur la déclaration du propriétaire qui, à la question de savoir si son cheval avait déjà été malade antérieurement, répondit qu'à deux époques différentes il avait été traité pour des malades de poitrine. — (Saignée de 6 livres; électuaire adoucissant, fumigations légères de vapeur d'eau; couvertures; diète. Pour la plaie, on la nettoie des caillots altérés qui la recouvrent, et on panse avec des plumasseaux imprégnés de chlorure de chaux liquide, qu'on maintient avec une suture à bourdonnets.)

Le 26, la toux est plus fréquente, mais elle est moins forte. Il y a une teinte safranée dans la rougeur des muqueuses apparentes. Jetage par les naseaux d'un mucus jaunâtre sale. La plaie du trombus a le même aspect. (Même traitement; nouvelle saignée de 6 livres.)

Le 27, à la visite, il n'y a pas de changement. Le soir il y a exacerbation. Le pouls devient petit, très accéléré, l'air expiré beaucoup plus chaud, la toux fréquente et quinteuse. L'animal piétine des membres postérieurs. Cet état dure toute la nuit.

Visite du 28. Aux symptômes de la veille s'ajoutent les suivants : la face est grippée, les naseaux sont très ouverts et retractés en haut. Dilatation de la pupille; couleur jaune et infiltration des muqueuses plus prononcées; pouls petit et mou; sueurs aux flancs, en arrière des épaules et à la base des oreilles; tremblements fréquents dans la station; marche chancelante. On a observé que l'animal est resté long temps couché, se tenant indifféremment sur l'un ou l'autre côté de la poitrine. L'auscultation accuse l'absence du bruit respiratoire dans la moitié de la portion *auscultable* du poumon gauche; la percussion indique une matité complète dans les points correspondants. On entend du râle muqueux dans les parties du poumon qui respirent. Les mêmes phénomènes s'observent dans le poumon droit, mais la matité n'existe pas dans une aussi grande étendue que du côté gauche. (Continuation de l'électuaire adoucissant et des fumigations. De plus, on place deux sétons sous la poitrine. Saignée de 6 livres : le sang tiré de la veine et recueilli dans une éprouvette, se coagule en 10 minutes. Six heures après il y a deux tiers de caillot noir.) A 5 heures du soir, la respiration est extrêmement accélérée. Les battements du cœur sont très forts ; les muqueuses apparentes jaune rougeâtre ; la pupille dilatée, l'œil brillant, le regard fixe, le front chaud. Le pouls est serré. (Sinapismes aux fesses. Une éponge mouillée d'eau froide sera placée et maintenue sur le sommet de la tête. On donnera d'heure en heure une once de crème de tartre dans du miel.)

Le 29 même état. De plus, envies de mordre, refus absolu d'aliments solides, soif ardente. Rien de nouveau à l'exploration de la poitrine. Défécations molles. (Frictions irritantes sur les membres. On anime les sétons qui n'ont encore produit aucun effet. Mêmes prescriptions médicamenteuses. On bouchonnera souvent et on enveloppera tout le corps de couvertures. Saignée de 3 livres. Le sang est complétement coagulé au bout de 12 minutes ; il y a les trois quarts de caillot noir.) — La plaie du trombus est hideuse. Sa teinte est noir livide ; toute l'étendue des bords de l'incision tombe successivement en gangrène ; un liquide putrilagineux infect mouille les plumasseaux qui ont servi au pansement. La peau se décolle à son pourtour ; un œdème considérable tuméfie les parties environnantes. La veine forme au dessus de la plaie un cordon saillant, dur et très douloureux qu'on sent dans la branche faciale jusqu'à la base de l'oreille. (On déterge avec du chlorure de chaux liquide et on panse avec des plumasseaux imbibés de teinture de quinquina.) La soirée et la nuit sont très agitées.

Le 30, même état à peu près que la veille : mieux dans la journée ; exacerbation le soir. Il y eut des sueurs ; et, chaque fois, elles furent précédées de tremblement et d'un état d'agitation inquiète, pendant lequel l'animal grattait alternativement le sol avec l'un et l'autre membre antérieur, ou piétinait des membres postérieurs. (Suppression de la crème de tartre; lavements de décoction de têtes de pavot pour arrêter la diarrhée qui s'est déclarée la nuit précédente.)

Le 31, l'air expiré a une odeur fade très sensible. L'odeur est la même dans la matière roussâtre qui s'écoule par le nez. Le pouls est faible; il est toujours accéléré et petit. Les battements du cœur ont une énergie remarquable; les crins commencent à s'arracher facilement; les naseaux sont très dilatés; l'inspiration est grande; il y a battement de flancs; sueurs fréquentes. La tête est basse quand l'animal est debout; mais il est presque toujours couché. Dans les deux poumons l'auscultation et la percussion donnent tous les caractères d'une hépatisation de la partie moyenne des deux lobes avec inflammation au début à la périphérie des points hépatisés. On entend de plus un râle muqueux à grosses bulles. La respiration est grave dans les autres points du poumon. La diarrhée a cessé. La gangrène fait toujours des progrès à la plaie du trombus. La tuméfaction s'étend jusqu'à la joue gauche.

La matière qui s'écoule des sétons ressemble à de la lie de vin claire.

Diagnostic. Gangrène commençante du poumon.

Pronostic fâcheux.

(On ajoute du camphre et du chlorure de chaux à l'électuaire. On supprime les sétons et les fumigations de vapeur d'eau.)

Le 1er février, les symptômes s'aggravent. Le battement de flancs est augmenté. L'inspiration de plus en plus difficile. Le jetage est rougeâtre, grumeleux, et infect. L'air expiré a l'odeur bien caractérisée de la gangrène. L'auscultation indique une caverne dans le poumon gauche en arrière de l'épaule, à la hauteur à peu près de la moitié de la poitrine. On tire du sang de la jugulaire pour l'examiner : Il est 22 minutes à se coaguler; il n'y a plus qu'un tiers de caillot noir. Le pouls s'efface de plus en plus.

Pronostic. Mort prochaine.

Le 2, l'animal est resté constamment couché la nuit précédente, appuyé sur le sternum, les membres antérieurs portés en avant, la tête étendue sur l'encolure, le menton posant sur la litière. Il n'y a plus de pouls. L'air expiré est froid et d'une fétidité insupportable. L'écoulement du liquide sanguinolent par le nez est continuel. Toux très faible, quinteuse et suffocante. Battements du cœur considérables. Mort sur le côté droit dans la nuit du 2 au 3, à deux heures du matin.

Autopsie à trois heures de l'après midi (treize heures après la mort).

La cavité abdominale ne présente rien de particulier.

Cavité thoracique. Un peu de liquide séro-sanguinolent est épanché dans les deux sacs pleuraux. Les deux poumons présentent dans plusieurs points de leur surface une teinte vert sombre qui varie d'intensité. Ils tiennent tous deux à la face antérieure du diaphragme par des adhérences dont les unes récentes peuvent être facilement détruites, les autres anciennes sont très résistantes. La plus étendue de ces dernières a lieu vers la partie moyenne du plan postérieur du poumon gauche, et a une étendue de quatre pouces environ.

Poumon gauche. Une incision pratiquée sur le milieu de sa surface costale, précisément au point ou avait été entendu pendant la vie le bruit de frottement avec gargouillement, pénètre dans une vaste caverne ayant près de cinq pouces de diamètre longitudinal, et renfermant un liquide boueux formé d'un mélange de matières noirâtres, grises et sanguinolentes, exhalant une odeur repoussante de gangrène. Du côté de la surface costale, cette caverne est séparée du sac pleural correspondant, 1° par une couche de tissu pulmonaire enflammé ayant à peine quatre lignes d'épaisseur, 2° par le tissu cellulaire sous pleural infiltré, 3° par la plèvre qui n'est pas sensiblement altérée. Elle est donc presque superficielle. Sa face interne, rugueuse et mamelonnée, est constituée partie par le tissu cellulaire interlobulaire infiltré de sang décomposé, partie par la substance pulmonaire profondément désorganisée. Elle est traversée dans son intérieur par des débris de bronches et de vaisseaux. Elle communique avec le tube respiratoire par une grosse division bronchique qui s'ouvre dans sa cavité vers sa partie antérieure. Cette division et celles voisines sont remplis de la matière renfermée dans la caverne. Les altérations de la substance pulmonaire ne sont pas arrivées au même degré dans toute l'étendue de la partie malade du poumon. Au voisinage de la caverne, cette substance est complétement hépatisée; on la trouve combinée en quelque sorte avec des caillots rouges et gris, qui lui donnent la consistance de fromage de Neufchatel, et l'aspect marbré : au delà de ce degré de lésion, le tissu pulmonaire a l'aspect grenu et la consistance demi-ferme de l'hépatisation moins avancée : enfin il est simplement engoué de sang combiné avec son tissu, ou largement ecchymosé, dans celles de ses portions qui avoisinent le plus la partie saine.

Dans celle-ci, il y a çà et là des noyaux plus ou moins considérables de tissu pulmonaire malade dans lequel se retrouvent moins en grand, et au ramollissement gangreneux près, tous les genres d'altération que je viens d'indiquer; les plus avancés au centre, les plus récents à la circonférence. Dans quelques points, on ne voit que de simples ecchymoses sans noyau fibrineux.

Ainsi on peut suivre dans le poumon toutes les phases de la maladie, depuis l'ecchymose qui en marque le début et qui en est le degré le plus simple, jusqu'au déliquium gangréneux qui en est le terme et le degré le plus avancé.

Poumon droit. Une caverne en tout semblable à celle que je viens de décrire et dans laquelle on pourrait loger le poing, existe dans tout l'appendice antérieur. Comme celle-là, elle est de formation évidemment toute récente et communique avec une grosse division bronchique. Le tissu pulmonaire entourant offre les mêmes altérations que du côté gauche; seulement elles sont moins étendues. De plus on trouve dans ce lobe pulmonaire deux cavernes à parois fibreuses, épaisses et résistantes, renfermant une matière blanche, pultacée, sans odeur. L'une de ces cavités pourrait contenir une grosse noix; elle est située dans l'épaisseur du bord dorsal du poumon près de la surface diaphragmatique. L'autre un peu plus petite, se trouve au bord inférieur du même lobe. Aucune des deux ne communique avec les bronches. Huit ou dix concrétions blanchâtres, résistantes, disséminées dans ce même lobe droit, sont entourées de substance hépatisée, ayant éprouvé autour de trois d'entre elles un commencement de ramollissement gangréneux. Ces concrétions ayant presque la consistance des tubercules crétacés, préexistaient manifestement à la maladie actuelle.

Cœur. Un demi-litre environ de sérosité sanguinolente est contenu dans le péricarde. La substance du cœur est pâle, molle et facile à déchirer. Un sang noir pris en un caillot peu consistant est renfermé en petite quantité dans le ventricule gauche dont la face interne est maculée de nombreuses ecchymoses. Les cavités droites sont uniformément teintes en rouge terne et remplies par du sang très foncé de consistance poisseuse.

Trombus. Jusqu'à sa division parotidienne, la jugulaire est distendue par un caillot blanc et ferme à son sommet, *noir à sa partie inférieure et d'autant moins consistant qu'on s'approche davantage de l'endroit de la saignée. Là il ressemble tout à fait par sa couleur et sa diffluence à du raisiné. Son odeur est celle qu'exhalait pendant la vie la plaie dont il baigne encore la surface.*

Tous les organes qui entourent celle-ci, présentent l'infiltration séreuse ou sanguinolente, la décoloration ou les ecchymoses qui caractérisent les tissus cellulaire, cutané ou musculaire frappés de gangrène humide ou en contact avec des tissus gangrénés. Toute la partie de la jugulaire située au dessous du trombus, est blanche à l'intérieur, luisante, polie, parfaitement saine.

Crâne. L'animal ayant présenté quelques symptômes cérébraux, le crâne a été ouvert. La substance du cerveau et du cervelet a paru plus pâle que dans l'état normal. Ce qu'on trouve de plus remarquable, c'est la distension du sinus caverneux sus-phénoïdal, par un caillot blanc, très ferme, qui en remplit exactement la cavité. Ce caillot est renflé à ses extrémités, rétréci et déprimé au milieu. Il avait dû avoir un volume beaucoup plus considérable au moment de sa formation, alors qu'il contenait encore le sérum et la matière colorante dont il est complétement dépourvu.

(Le sujet de cette observation était surveillé par l'élève *Pigot*).

NEUVIÈME OBSERVATION.

GANGRÈNE *suite d'un trombus à la jugulaire. — Mort de l'animal. —* CAILLOTS FIBRINEUX PUTRÉFIÉS *trouvés entre la jugulaire et la carotide.*

Cheval entier, de gros trait, âgé de 14 ans, fortement constitué, appartenant à M. Aliot, rue du Bon Puits Saint Victor, à Paris.

Renseignements. Ce cheval est tombé fourbu le 14 juillet 1838. De ce jour au 18 du même mois il a été saigné plusieurs fois. Le 20, les symptômes de la fourbure avaient complétement disparu. Le 22, l'animal s'est frotté la jugulaire droite contre la mangeoire au point correspondant à l'une des saignées; et, immédiatement, un trombus s'est manifesté. Le 23 au matin le cheval est conduit aux hôpitaux de l'École pour y être traité.

État de l'animal lors de son entrée aux hôpitaux. Il ne reste aucun symptôme de fourbure. La marche est facile et hardie; le poil frais et lustré, l'appétit bon, l'air gai, la respiration libre. Il existe du côté droit, au tiers supérieur de la gouttière trachélienne, une tumeur du volume d'un œuf de pigeon, fluctuante sur tous ses points. Une légère incision presque fermée en marque le centre et indique l'endroit où a été faite la saignée. Du sang desséché adhérent aux poils qui recouvrent la peau du dessus de la tumeur annonce qu'une hémorrhagie a eu lieu au moment de la formation du trombus. Peu de chaleur et de douleur.

Traitement. M. Henry Bouley, chef de service, qui visite le cheval, incise l'engorgement dans le sens de la longueur (de haut en bas), extrait les caillots qui soulèvent la peau , et fait un pansement compressif avec des plumasseaux qu'il soutient par quatre points de suture à bourdonnets. (Diète blanche ; pas d'aliments fibreux ; le cheval est mis dans l'impossibilité de se frotter.)

Le 25, nouveau pansement. Rien de notable sur la plaie. Toux, jetage peu abondant par les naseaux. (Fumigations de vapeur d'eau , bouchonnements fréquents , couvertures.)

Jusqu'au 27 l'aspect de la plaie s'améliore : le jetage est devenu très abondant, la toux grasse.

Diagnostic. Bronchite.

(Continuation de la diète , électuaire et fumigations adoucissantes.)

Le 28, la plaie est en voie de cicatrisation. Apparition de nouveaux symptômes de *fourbure.* (Saignée de six livres à la veine de l'ars droit. Cataplasmes astringents sur les sabots , promenade sur un terrain doux.)

Le 29 mêmes symptômes. (Nouvelle saignée de six livres. Mêmes prescriptions.)

Le 30 il n'y a pas de mieux. Le jetage par les naseaux continue. (Mêmes soins que les jours précédents, moins la saignée.)

Les 1er et 2 août, rien de remarquable.

Le 3 l'animal marche mieux, mais la tuméfaction du trombus a augmenté. Elle avait la veille le volume d'une petite noix à peine ; le sang circulait librement dans la veine ; il n'y avait plus de fistule apparente. Aujourd'hui la tumeur a la grosseur d'une forte orange, et se prolonge en bas par un œdème qui s'étend jusqu'au milieu du bord trachéal de l'encolure. La plaie a une teinte blafarde ; les bourgeons qui la recouvrent sont mollasses :

à son centre se voit l'orifice d'une fistule dont la profondeur perpendiculaire est de deux pouces, et qui remonte ensuite du côté de la tête. La sonde en est retirée couverte de sang; et sa sortie est suivie de l'écoulement de quelques gouttes de ce liquide. (Application d'onguent fondant de Lebas sur la tumeur. Mêmes soins pour la fourbure et la bronchite.)

Le 5 on fait faire quelques pas à l'animal pour juger de l'état de la fourbure. Il marche assez facilement. Mais à peine est-il remis à sa place qu'au moment où il élève brusquement la tête en haut pour chasser les mouches, une colonne de sang de la grosseur du doigt s'échappe par la fistule en jet continu, et vient avertir de la réouverture de l'incision faite à la jugulaire par le phlébotome. Un des élèves de garde arrête aussitôt cette hémorrhagie en comprimant sur la partie supérieure du vaisseau; l'autre va prévenir M. Bouley qui ne voit d'autre parti à prendre que de lier la jugulaire, ce qu'il fait sur le champ. La ligature est soutenue par quelques plumasseaux imprégnés d'eau salée et maintenus au moyen de la suture à bourdonnets. (Barbottage clair pour tout aliment. On surveillera l'animal de très près.)

Le 6, il y a infiltration de la gorge et de l'espace inter-maxillaire. La fourbure a en grande partie disparu.

Le 7 l'engorgement des régions parotidienne et inter-maxillaire a fait de nouveaux progrès. Il s'étend aussi inférieurement jusque près du poitrail. La difficulté de la respiration augmente. L'animal paraît inquiet, a perdu l'appétit. Le jetage a cessé d'être continu. Le pouls est vite, grand et mou. (On fait quelques scarifications dans les parties tuméfiées; il s'en écoule beaucoup de sérosité, et il en résulte un dégorgement sensible. Une saignée de trois livres est pratiquée à la saphène gauche.)

Le 8 la tuméfaction est devenue tellement considérable en dessus du thrombus que toutes les dépressions de la gouttière de l'encolure, de la gorge, de l'auge, forment des saillies difformes, du côté droit. La dypsnée est extrême et accompagnée de râle. On enlève l'étoupade : la vaste plaie qu'elle recouvre a une teinte plombée; des couches minces de sang caillé et déjà altéré la re-vêtent par place. Un liquide épais, espèce de bouillie rougeâtre, s'écoule par la fistule et exhale une odeur pénétrante de sang putréfié. Les battements du cœur, jusque-là normaux, sont devenus très forts. L'infiltration de l'auge rend impossible l'exploration du pouls à la glosso-faciale : aux autres artères il est insensible. Les crins offrent moins de résistance quand on les arrache; cependant ils tiennent encore bien. (La plaie est saupoudrée de camphre écrasé, et pansée avec des plumasseaux imbibés d'un mélange à parties égales de teinture de quinquina et d'eau-de-vie camphrée. On renouvellera le pansement à quatre heures du soir.) — A sept heures l'asphyxie est tellement imminente qu'il faut pratiquer la trachéotomie. On fait cette opération à la portion cervicale la plus inférieure de la trachée, attendu l'impossibilité de la faire plus haut à cause de l'engorgement qui recouvre le conduit.

Un mieux momentané a succédé à l'opération. Les symptômes les plus alarmants ont diminué d'intensité, mais une heure après, ils avaient repris leur première violence. (Saignée de trois livres, malgré l'imminence de la perte de l'animal.)

Le 9 au matin, le malade existe encore, mais tellement faible et chancelant, avec une respiration si difficile et si suffocante, qu'il est évident qu'il va tomber et mourir.

La plaie qu'on découvre, a les mêmes caractères que la veille. Dix minutes après la visite, chute de l'animal sur le côté gauche; violente agitation pendant une demi-heure et mort à huit heures.

Autopsie à midi (quatre heures après la mort).

Tumeur. L'engorgement fendu profondément sur la jugulaire droite et suivant la direction de ce vaisseau, laisse voir tous les tissus circonvoisins imprégnés de sérosité citrine dans les parties les plus éloignées de l'endroit de la saignée, et sanguinolente dans celles qui s'en rapprochent davantage. Un ichor gangréneux baigne le trajet de la fistule qui aboutit dans un foyer de trois pouces au moins de diamètre, situé dans le tissu cellulaire lâche et abondant qui se trouve entre la jugulaire et la carotide. *Un deliquium sanguin mi-partie caillé, mi-partie liquide, de couleur lie de vin foncée et d'une odeur infecte, remplit ce foyer et paraît être le point de départ des accidents.* Les nerfs pneumo-gastrique et trachéal récurrent sont entourés par du tissu presque lardacé au dessus de ce foyer ; et, à leur passage au niveau de ce centre des altérations, ils baignent, avec l'artère carotide, dans le détritus gangréneux et putride dont je viens de parler. Il y avait injection manifeste du tissu cellulaire qui unit les filets du pneumo-gastrique, dans une étendue de près de cinq pouces, à la hauteur des principales altérations. M. Bouley qui m'a transmis les notes de cette ouverture, a cru reconnaitre dans différents endroits de cette partie du nerf, des points purulents.

Thorax. De nombreux tubercules miliaires déjà anciens sont disséminés dans l'épaisseur du poumon droit ; et autour de ces granulations, mais seulement autour d'elles, existent des ecchymoses, espèces de petites hémorrhagies partielles, évidemment récentes, leur formant une auréole rouge d'une à deux lignes au plus de diamètre, qui se fond insensiblement à sa circonférence avec la substance pulmonaire environnante. La congestion par hypostase dont le poumon gauche est le siége, et, en même temps, celle résultant de l'asphyxie, empêchent de voir si les mêmes taches ecchymotiques existent autour des tubercules miliaires moins nombreux qu'on sent dans le poumon gauche.

Les cavités droites du cœur sont distendues par un volumineux caillot noir sans odeur. Quelques petites ecchymoses se remarquent à la face interne des cavités gauches qui sont presque vides.

Abdomen. Les viscères abdominaux, la rate elle-même, ne présentent pas de lésion notable.

(Le sujet de cette observation était surveillé par l'élève *Dayot*).

DIXIÈME OBSERVATION.

GANGRÈNE *locale suite de thrombus à la jugulaire. — Gangrène pulmonaire consécutive. — Mort de l'animal. —* CAILLOTS PUTRÉFIÉS *trouvés dans la jugulaire ouverte.*

Cheval de trait de six ans, de forte constitution, appartenant à M. Maur, marchand de chevaux à la barrière de Reuilly.

Renseignements. Le 15 juillet 1838, une saignée avait été faite à la jugulaire gauche par le propriétaire lui-même. Cette saignée ne s'était pas fermée; et, depuis qu'elle avait été pratiquée, deux hémorrhagies s'étaient manifestées qu'on avait eu beaucoup de peine à arrêter par le tamponnement.

État de l'animal lors de son entrée aux hôpitaux de l'école, le 27 juillet. Le thrombus forme une tumeur de la grosseur d'un œuf de poule, située vers le tiers supérieur de la jugulaire gauche. Cette tumeur est à peu près également élastique sur tous les points de son étendue; les poils qui entourent la petite incision du centre sont agglutinés par du sang desséché. Un œdème peu considérable existe à sa base et se prolonge à deux ou trois pouces du côté de la poitrine. La santé générale ne paraît pas affectée. (Application vésicante sur la tumeur; diète blanche; l'animal est retourné dans sa stalle et attaché à deux longes.) — Deux heures après les mouvements que fait l'animal pour tirer et mâcher sa paille donnent lieu a une hémorrhagie. On ôte la botte de paille qu'il a devant lui, et au bout de quelques instants l'hémorrhagie s'arrête spontanément.

Les 28 et 29 la tumeur augmente peu.

Le 30 elle est un peu affaissée et devenue conique. Une fluctuation obscure à son sommet fait espérer la terminaison par suppuration.

Le 31 il se détache du centre de la tumeur un lambeau de peau de la largeur d'une pièce de vingt sols, qui laisse voir en dessous un caillot fibrineux blanc roussâtre, de la grosseur d'une

(57)

petite noix, sans odeur. (Lotions de chlorure de chaux. Mêmes situation et régime.)

Le 1er août, M. Bouley, chef de service, remarquant que le caillot est sans adhérence, et craignant sa putréfaction, le fait sortir en pressant avec les doigts et appuyant légèrement à la base de la tumeur. L'expression ainsi exercée provoque la sortie de quelques caillots de sang et d'un peu de liquide de couleur et de consistance lie de vin claire, que recouvrait la masse fibrineuse. Un cautère chauffé à blanc est appliqué sur le trajet fistuleux. (Mêmes soins.)

Le 3, une légère hémorrhagie a lieu à travers l'escarrhe qui est trop mince. Nouvelle cautérisation après l'introduction préalable dans la fistule de crin haché qu'on réduit ainsi en une couche de charbon qui s'agglutine à l'intérieur de la plaie et augmente la résistance de l'escarre. Cependant, le 4, une nouvelle hémorrhagie se déclare malgré que l'animal n'ait rien mâché et ne se soit pas frotté. Voyant l'insuccès de moyens ordinairement efficaces (la cautérisation simple et avec intermède), et redoutant les suites d'une hémorrhagie qui pourrait se renouveler en l'absence des élèves de garde et devenir promptement mortelle, on se décide à faire la ligature de la jugulaire et on la pratique à trois pouces environ au dessus de l'ouverture de la saignée. L'incision faite pour découvrir le vaisseau, et qui s'étend depuis l'endroit de la ligature jusqu'au dessous de la saignée, permet de s'assurer que ses parois sont saines au point où le lien est appliqué. (Pansement avec une étoupade imprégnée d'une dissolution de sel marin et soutenue par des points de suture à bourdonnets.)

Jusqu'au 9 la plaie est pansée tous les jours et devient de plus en plus belle. Le 11 elle est en pleine voie de cicatrisation.

Le 12, à la visite du matin, on remarque de l'œdème et un peu de douleur autour de la plaie qui est devenue luisante et ne suppure plus. L'animal a perdu la gaité qu'il avait reprise; il est abattu et ne mange plus qu'avec lenteur la demi-ration qui lui est donnée depuis le 8. (On panse la plaie avec le digestif animé. Quart de ration.)

Les 13 et 14, l'engorgement est resté à peu près stationnaire. La douleur a un peu augmenté, la plaie ne suppure pas. L'animal est toujours triste. (Même pansement.)

Le 15, l'infiltration qui constitue l'engorgement a gagné les régions parotidienne et intermaxillaire; les environs de la plaie sont très douloureux; l'abattement est continuel; l'animal prend un point d'appui avec son menton sur le bord de sa mangeoire, et reste des heures entières dans cette position, la tête penchée du côté gauche. La plaie commence à sentir mauvais. Le pouls est vite, large et mou; la respiration laborieuse, les mouvements du flanc accélérés s'exécutent en deux temps. (Saignée de six livres; électuaire adoucissant; onction de pommade de peuplier sur l'engorgement qui entoure la plaie; celle-ci sera saupoudrée plusieurs fois de chlorure de chaux solide dans le cours de la journée et de la nuit.)

Le 16 il n'y a pas de mieux. L'engorgement est augmenté. Quand l'animal n'a pas la tête appuyée sur la mangeoire, il s'accule au bout de sa longe tenant la tête élevée et l'encolure tendue. Le pouls qu'on ne sent plus qu'à travers l'œdématie de l'auge est toujours vite, plein et mou. Les flancs sont plus agités; l'air expiré a l'odeur fade qui précède la manifestation de la gangrène pulmonaire. La plaie d'un rouge terne marbré de noir a tout à fait l'odeur gangréneuse. (Fumigation de vapeur d'eau légèrement chlorurée. Electuaire à base de quinquina. Cautérisation en pointes pénétrantes disséminées dans tout l'engorgement. Application de chlorure de chaux en poudre sur la plaie.)

Le 17, l'œdème a gagné le poitrail inférieurement s'étend supérieurement jusqu'à la base des oreilles. La station est incertaine et vacillante. La physionomie morne. Il y a battement de flancs; l'odeur de gangrène est bien prononcée dans l'air expiré; on sent distinctement les mouvements du cœur; cependant ils ne sont point aussi forts qu'ils le sont la plupart du temps dans des cas analogues. L'engorgement de l'auge empêche l'exploration du pouls à la glosso-faciale. L'aspect de la plaie est des plus mauvais, l'odeur qu'elle exhale est fétide et repoussante; mais rien ne s'écoule de la fistule qui est au centre. (Même pansement local. Administration d'un électuaire tonique avec acétate d'ammoniaque et camphre.)

Le 18, à la visite du matin, le cheval est trouvé couché sur le côté droit. Il est dans cette position depuis la veille à dix heures du soir. La dypsnée est telle que M. Bouley se hâte de pratiquer la trachéotomie qui ne produit aucun soulagement. Les crins tombent au seul frottement de la litière sur laquelle l'animal se débat. Les extrémités sont froides; le battement de flanc considérable. Cet état de souffrance et d'agitation se prolonge jusqu'à six heures du soir, où la mort vient le terminer.

AUTOPSIE le 19 à huit heures du matin (quatorze heures après la mort).

Tumeur. Le tissu cellulaire qui environne la jugulaire dans toute sa moitié supérieure est dur, lardacé, rougeâtre par place, parsemé de petits foyers purulo-sanguinolents. Autour du point correspondant à la saignée, et dans la portion de jugulaire située au dessous de la ligature, existe *un mélange putrilagineux de sang altéré, de pus et de noyaux fibrineux d'une odeur infecte.* A côté de la portion de veine située au dessous de la saignée, au milieu du tissu cellulaire qui sépare cette veine de la carotide, se trouve *un paquet de fibrine de forme irrégulière, de couleur grisâtre mêlée de rouge obscur, s'écrasant facilement sous le doigt, d'une odeur putride des plus fortes, et du volume environ d'un gros œuf de poule. Un peu de sang liquide de couleur et de consistance de lie de vin entoure cette masse.* Le muscle sous-scapulo-hyoïdien dont la face externe touche à ces matières est d'une pâleur et d'une flaccidité extrêmes. Les mêmes caractères, bien que moins prononcés, se rencontrent dans les portions musculaires les plus voisines.

Poumons. Des noyaux gangréneux variant de volume depuis

celui d'un œuf de dinde, jusqu'à celui d'un œuf de pigeon se présentent disséminés dans le poumon gauche, et entourent autant de points tuberculeux de formation évidemment ancienne. Le poumon droit est plus généralement envahi. La moitié antérieure est dans un état complet de désorganisation gangréneuse.

Cœur. On ne nota rien de remarquable dans le cœur que la teinte noire des cavités droites, due évidemment à l'imbibition cadavérique si prompte dans les animaux qui succombent à des affections gangréneuses.

M. Henri Bouley qui m'a remis ces notes d'autopsie, n'a pas recherché si le sang de la veine cave antérieure avait une odeur différente de celle de la veine cave postérieure.

Abdomen. Rien de remarquable.

(Le sujet de cette observation était surveillé par l'élève *Guillemart*).

ONZIÈME OBSERVATION.

GANGRÈNE *du pied après l'opération du javart cartilagineux.* — *Mort de l'animal.* — CAILLOTS PUTRÉFIÉS *trouvés sous le bourrelet.*

Cheval entier, propre au trait, fortement constitué, d'un tempérament sanguin, âgé de quatorze à quinze ans, appartenant à M. Bonichon, maître paveur à Paris.

Renseignements. Voici tout ce qu'on peut savoir du maréchal qui amène ce cheval à l'école : il a boité quelques jours après la ferrure. Une opération légère (il ne dit pas en quoi elle a consisté) a été pratiquée, à la suite de laquelle la boiterie a notablement diminué : mais six semaines après, le propriétaire ayant fait travailler son cheval avant la guérison complète, le mal s'est aggravé au point où il est aujourd'hui ; ce qui a décidé à recourir aux soins de l'école.

Etat du malade le 20 décembre 1834, jour de son entrée

aux hôpitaux. Boiterie tellement forte du membre antérieur gauche que l'animal peut à peine le poser à terre. Près de la moitié interne du sabot est décollée supérieurement par du pus séreux ; tuméfaction douloureuse de la couronne correspondante. Il existe à la partie inférieure du pied, entre la sole et la paroi décollée, au niveau du quartier, une excavation creusée sans doute par le maréchal, au fond de laquelle on aperçoit l'orifice d'une fistule qui s'enfonce en haut sous la paroi du sabot, et dans laquelle une sonde introduite pénètre jusqu'à la couronne. Le membre est douloureux, demi fléchi ; l'épaule amaigrie ; fièvre de réaction très forte.

Pronostic. Carie probable de l'os du pied et du cartilage latéral. (Cataplasme émollient pour calmer la douleur et assouplir la corne. L'opération sera pratiquée le lendemain. Saignée de six livres, diète.)

Le 21, je pratique l'opération du javart cartilagineux, qui consiste à extirper tout le cartilage latéral de l'os du pied. J'enlève en même temps les deux tiers de la sole soulevée par le pus. Une partie du bourrelet complétement réduite en putrilage est excisé. Je rugine profondément l'os du pied carié dans une étendue de près d'un pouce : puis j'applique un appareil. Les mouvements continuels de l'animal ont rendu l'opération et le pansement très difficiles. Deux heures après, les souffrances paraissent très vives. (Nouvelle saignée de six livres. Diète sévère. Lavements émollients. Couvertures.)

Les 22 et 23, même état. L'animal est souvent couché et se plaint beaucoup. La fièvre de réaction ne diminue pas. (Mêmes prescription et régime. Saignée de six livres le 23 au soir.)

Le 24, les douleurs et la fièvre paraissant encore augmentées, je fais lever le pansement. Il n'y a pas de suppuration établie ; la plaie a une teinte rouge luisant un peu plombée ; une pellicule jaunâtre recouvre sa partie sous-cornée et s'en détache facilement. Application d'un nouvel appareil qu'on serrera peu. (Mêmes soins généraux et régime., — Pendant la nuit, le pansement tombe, et la plaie reste à nu jusqu'au moment où l'élève de garde s'en étant aperçu, le replace avec l'aide du palefrenier; la plaie était toute ensanglantée.

Le 25, l'élève chargé de la surveillance de ce cheval, ignorant cette circonstance, ne la déclare pas à la visite. (L'élève de garde s'étant trouvé indisposé était entré à l'infirmerie le matin même et avait oublié de dire à son camarade l'évènement de la nuit.) L'enveloppe de toile qui recouvre le pansement empêche de voir s'il a été dérangé.

Les 26 et 27, il n'y a pas de mieux. Cependant, ce dernier jour, bien que l'animal ne s'appuie pas sur le membre, l'intensité de la fièvre de réaction parait moindre. L'animal est plus abattu, mais beaucoup moins agité. Il a barbotté et cherché à tirer sa paille.

Le 28, le pouls est devenu petit et plus accéléré; la conjonctive a pâli; les battements du cœur ont augmenté de force; il y a eu la nuit des défécations diarrhéiques. Tout le membre droit antérieur est d'une sensibilité extrême. J'étais absent ce jour là; et mon chef de service qui faisait la visite à ma place, n'étant en fonctions que depuis peu de temps, crut agir prudemment en remettant le pansement au lendemain, pour que je pusse y assister. La journée et la nuit furent très agitées.

Le 29, je trouve l'animal dans l'état suivant : couché sur le côté gauche, les yeux fixes et brillants, la commissure des lèvres et les naseaux rétractés, la lèvre inférieure pendante, le pouls très vite et à peine sensible, les muqueuses apparentes pâles, la respiration accélérée et saccadée, le flanc cordé; les crins ne tenant plus, les extrémités froides. La main appliquée sur le côté droit de la poitrine (l'animal est couché sur le côté gauche) sent nettement les secousses imprimées par les battements du cœur. Le membre antérieur droit est le siége d'un engorgement dur et tendu à sa partie inférieure, œdémateux à sa partie supérieure, qui s'étend jusqu'au coude. Ce membre est dans une agitation presque continuelle. On essaie vainement de faire relever le malade; il ne fait aucun effort pour se soutenir. Traitement nul. Mort à neuf heures du soir.

Autopsie le 30 à dix heures du matin (treize heures après la mort). Temps froid et sec.

Etat extérieur. Raideur cadavérique. Ballonnement.

Système musculaire généralement un peu décoloré. Cette décoloration est surtout sensible dans les muscles pectoraux droits et la masse olécranienne du même côté.

Abdomen. Rien de remarquable, si ce n'est la pâleur et la mollesse du foie et des reins.—La rate est gonflée, noire et tellement ramollie, qu'il suffit, après en avoir excisé un morceau, de le presser légèrement entre les doigts et de l'exposer sous un filet d'eau pour le réduire à sa trame fibreuse.

Thorax. La substance pulmonaire est saine. Au milieu de celle du lobe droit, notamment vers son bord dorsal, existent un assez grand nombre de taches ecchymotiques, espèce de petites infiltrations sanguines du volume d'un gros pois à celui d'une tête d'épingle.

Le péricarde renferme près d'un litre de sérosité roussâtre, presque sanguinolente. Le cœur est complétement décoloré et très flasque : les vaisseaux qui rampent à sa surface sont auréolés. Les cavités gauches sont occupées par un gros caillot blanc assez consistant qui s'étend jusque dans le tronc aortique et les veines pulmonaires. Leur face interne à fond pâle, est maculée par places de larges ecchymoses. Les cavités droites ont leurs parois rouge-brun; le sang qu'elles contiennent est noir, demi-coagulé, sans caillot blanc, et exhale une odeur bien prononcée de gangrène. Ces caractères du sang se retrouvent dans la veine cave antérieure et manquent dans les jugulaires aussi bien que dans la veine cave postérieure et ses afférentes. Un morceau de l'aorte d'un cheval sacrifié quelques instants avant pour les travaux anatomiques, plongé dans le sang des cavités droites, prend en peu de minutes une couleur rouge safrané que le lavage ne peut lui enlever. Un lambeau pareil reste le même temps dans du sang retiré des jugulaires, sans que sa couleur normale s'y altère sensiblement.

Membre droit. Il est le siége d'une infiltration séreuse considérable. De nombreux capillaires rouges très injectés rampent au milieu de l'infiltration.

Aussitôt que l'appareil est enlevé du pied, *un peu de sang liquide très altéré s'écoule de dessous les portions restées du bourrelet. Une odeur des plus infectes s'en exhale.* En soulevant le bourrelet qui se déchire entre les pinces, on découvre modelé sur toute la place qu'occupait le cartilage avant son extraction, *un caillot noir, mollasse et complétement putréfié.* Les parois de la cavité qu'il occupe sont elles-mêmes ramollies et ont une teinte plombée livide qui y décèle l'existence de la gangrène. L'articulation du deuxième avec le troisième phalangien n'est pas ouverte. Il est évident que ce caillot qui n'existait pas lors du premier pansement, s'est formé lors de l'hémorrhagie qui eut lieu dans la nuit du 25 au 26.

(Ce cheval était surveillé par l'élève *Prévost* (Pierre)).

DOUZIÈME OBSERVATION.

GANGRÈNE *suite de contusion au dessous de l'œil.* — *Mort de l'animal.* — CAILLOTS PUTRÉFIÉS *sous la peau de la région temporale.*

Jument de selle âgée de 9 ans, de constitution sèche, appartenant à M. Truchon, rue Saint Louis, n° 11, à Paris.

Renseignements. Il y a sept jours, cette jument est tombée dans un fossé de huit pieds de profondeur; on l'en a retirée immédiatement. Elle avait en avant des genoux deux déchirures complètes de la peau. Sur la partie droite de la tête qui avait porté sans doute sur un corps aigu, deux pouces au dessus de l'arcade orbitaire, existait une plaie semblable à une coupure, de la longueur d'environ un pouce et demi, et de laquelle le

sang coulait en assez grande abondance. Cette hémorrhagie cependant ne tarda pas à s'arrêter. La personne qui conduit le
cheval à l'école ne sait pas autre chose. Elle ignore si on a mis
en usage, depuis, un traitement quelconque et quel a été ce
traitement.

Etat de l'animal lors de son entrée aux hôpitaux, le 14 janvier 1836. Il porte la tête bas; celle-ci est très engorgée, du côté
droit surtout. L'œil du même côté est très saillant : l'infiltration
qui l'entoure, se propage supérieurement et en arrière jusqu'à
quatre pouces environ de l'orbite; là existe une plaie ayant forme
d'incision, de deux travers de doigt au moins de largeur, à bords
tuméfiés et éraillés. Un liquide purulo-sanguinolent s'en échappe
quand on presse un peu sur l'engorgement. Ce liquide sent très
mauvais. A la surface de la plaie aboutit une fistule qui conduit
la sonde en bas et en avant jusque sur l'arcade orbitaire qu'on
sent être dénudée de son périoste. Plus en arrière du côté des
salières, la sonde pénètre dans un corps sans résistance et est
retirée teinte en rouge noirâtre : il est clair qu'elle a plongé dans
du sang altéré. Les paupières sont considérablement tuméfiées ;
la conjonctive, très infiltrée elle-même, est repoussée sur le
globe de l'œil qu'elle recouvre en avant au point de le cacher
entièrement : cependant cet organe est sain. L'infiltration qui a
envahi toute la joue droite et la rend boursouflée, s'étend
jusqu'aux ailes du nez qu'elle gonfle à tel point que l'animal ne
peut plus respirer que du côté gauche. Toutes ces parties sont
chaudes et douloureuses, surtout autour de la plaie.

M. Maillet, mon chef de service, qui recueillit ces renseignements et visita le malade à son arrivée (il était trois heures de
l'après midi), fit de profondes scarifications sur toute l'étendue
de l'engorgement, nettoya avec soin le pourtour de la plaie,
ordonna des injections de chlorure de chaux liquide dans la
fistule, et prescrivit de fréquentes lotions émollientes. (Saignée
de quatre livres à la saphène; diète blanche; lavements irritants
pour prévenir une congestion cérébrale.) Dans la soirée, la jument

fut assez tranquille. Pendant la nuit elle resta presque toujours couchée, cherchant quand elle se relevait à avaler un peu d'eau blanche, ce qu'elle faisait assez facilement, mais ne parvenant qu'avec peine à mâcher quelques brins de paille qu'elle prenait dans sa litière ne pouvant lever la tête jusqu'au ratelier. Dans la matinée du 15, à six heures, le palefrenier l'ayant fait lever, elle retomba peu d'instants après et ne se releva qu'après s'être débattu pendant quelques minutes.

Visite du 15. Huit heures du matin. Je trouve la malade couchée sur le côté gauche dans un état continuel d'agitation convulsive. Elle se roule de temps à autre comme si elle éprouvait des coliques ; puis se relève, se couche de nouveau, regarde son ventre et se plaint beaucoup. Il y a des sueurs partielles aux flancs, sur les parties latérales de la gorge, et en bas des oreilles. L'engorgement de la tête qui a augmenté empêche qu'on puisse apprécier l'état du pouls : mais on sent les battements du cœur qui sont d'une énergie remarquable.

Je déclare la mort inévitable et très prochaine ; mais voulant en reconnaitre la cause, je débride avec un bistouri la fistule de la tête, j'introduis le doigt dans son fond, et j'en fais sortir un bon décilitre de *sang demi-liquide, entièrement décomposé et d'une odeur repoussante.* Ce sang était amassé dans une excavation formée sous la peau des salières par un refoulement en avant du tissu graisseux qui remplit la face temporale. Mort à onze heures du matin.

AUTOPSIE à deux heures de l'après midi (trois heures après la mort).

Tête. Toutes les régions de la face, les joues, les naseaux, l'auge, sont infiltrés d'une sérosité jaunâtre coagulée. Les paupières, la conjonctive et tous les tissus mous qui environnent l'œil droit sont confondus en une masse rouge noirâtre marbrée de bleu, complétement gangrénée. La fistule correspondante à la plaie va directement aboutir sur l'apophyse orbitaire dont le milieu, dans l'étendue de près d'un pouce, est dénudé, poreux, jaunâtre et d'un aspect macéré. En arrière, et dans la fosse temporale se trouvent *des débris de caillots noirs nageant dans du sang liquide , le tout extrêmement infect.*

Le sang des veines jugulaires et de la veine cave antérieure ne se prend pas en caillots solides; cependant il n'a pas de mauvaise odeur. Il est au contraire bien coagulé dans toute l'étendue de la veine cave postérieure.

Thorax. Le cœur n'est qu'un peu ramolli et pâle. Ses cavités ne sont pas teintes en rouge; mais l'intérieur de chacun des ventricules est moucheté de petites taches rouge vif en très grand nombre, évidemment anciennes, tranchant sur le fond blanchâtre de la membrane interne et existant dans l'épaisseur même de cette membrane. Quatre ou cinq larges ecchymoses récentes et sous-séreuses existent dans le ventricule gauche.

Il n'y a qu'un peu d'engouement dans le lobe pulmonaire droit.

(Le sujet de cette observation était surveillé par l'élève *Dufils*).

TREIZIÈME OBSERVATION.

GANGRÈNE *suite d'une opération sur le sommet de l'encolure.* — *Pneumonie* GANGRÉNEUSE *consécutive.* — *Mort de l'animal.* — CAILLOTS SANGUINS PUTRÉFIÉS *trouvés dans le fond de la plaie.*

Cheval entier de neuf ans, propre au trait, fortement constitué, appartenant à M. Cosnard de Nanterre.

Renseignements. Il y a deux mois passés que ce cheval eut sur le bord supérieur de l'encolure, un peu en avant du garrot, un cor occasionné par le frottement d'un collier mal rembourré. Le cor fut enlevé par un vétérinaire. La plaie qui en résulta devint belle, et, au bout de six semaines, paraissait cicatrisée, lorsqu'une fistule s'est ouverte à son centre et a permis de reconnaître la carie du ligament cervical. Le vétérinaire, après quinze jours de traitement, conseilla d'envoyer ce cheval aux hôpitaux de l'école. Il est bon de noter qu'après l'enlèvement du cor , une suppuration abondante avait eu lieu pendant près d'un mois, et qu'à dater de l'époque où la sécrétion du pus avait diminué, une petite toux sèche , courte , non quinteuse, s'était déclarée (1), et persistait malgré les fumigations de la vapeur d'eau, et l'électuaire adoucissant mis en usage pour la faire cesser.

État de l'animal lors de son entrée aux hôpitaux , le 30 août 1836. Le cheval a toutes les apparences d'une santé florissante. Il est en bon état et semble très vigoureux. Mais cette vigueur ne se soutient pas à l'exercice. Il est en nage pour être venu de Nanterre à Alfort au pas, de cinq à sept heures du matin. Le pouls est lent et faible. La plaie de l'encolure a environ quatre pouces de longueur sur trois de largeur. Elle est grenue , rose pâle et suppure peu. Près de chacun de ses bords, à droite et à gauche, s'ouvre une fistule dirigée de haut en bas et d'arrière en avant. Chacune d'elles a une profondeur de huit pouces environ dans ce sens, et aboutit à la lame du ligament cervical , en longeant sa corde qu'elle laisse à nu. Celle du côté droit arrivée inférieurement à cette profondeur, se recourbe en haut et en avant, et s'étend d'à peu près quatre ou cinq pouces dans cette nouvelle direction, autant que permet d'en juger l'intro-

---

(1) Rien n'est plus commun, dans nos hôpitaux du moins, que cette petite toux sur des animaux affectés de plaies abondamment suppurantes, notamment les plaies si fréquentes du garrot et de l'encolure. Je la crois occasionnée par les infiltrations sanguines ecchymotiques qui ont lieu dans le parenchyme pulmonaire lors des grandes suppurations ; ecchymoses que j'ai constamment trouvées dans les animaux qui succombaient ou qu'on sacrifiait pour incurabilité pendant ces suppurations, et qui sont à mes yeux l'origine de ces petits noyaux fibrineux ou purulens qu'on rencontre dans le tissu pulmonaire des animaux à la suite des longues et abondantes suppurations. De très petites saignées, souvent répétées quand les animaux étaient assez robustes pour les supporter, m'ont souvent réussi pour faire disparaître cette toux.

duction d'une sonde flexible de caoutchouc. Des filaments d'un jaune terne, mêlés à du pus clair, mousseux et de mauvaise odeur, annoncent la carie du ligament. Le bord supérieur de l'encolure est tuméfié jusqu'à six pouces environ en avant de la plaie, *indice certain* que le ligament cervical est malade jusqu'à cet endroit.

Pronostic fâcheux, même dans l'hypothèse d'une guérison possible, à cause du long temps qu'elle mettra à s'effectuer.

Traitement. Soins de propreté, en attendant la réponse du propriétaire à qui on écrit pour lui faire part de la nécessité d'une opération et lui demander son consentement à ce qu'elle soit pratiquée.

Le 7 août l'autorisation arrive. Pendant cet intervalle de temps, on a entendu le cheval tousser souvent; la toux a bien les caractères que le conducteur avait indiqués. Le poil s'est piqué.

Le 8 on fait l'opération. Elle consiste à pratiquer une contr'ouverture à la partie la plus déclive de chaque fistule, à travers les muscles épais des parties latérales de l'encolure, et à engager une mèche de chanvre dans ces contr'ouvertures pour faciliter l'écoulement du pus séreux, dont l'accumulation au fond de la plaie produit la macération et entretient la carie du ligament cervical sur lequel il repose. Une troisième contr'ouverture est faite à la partie antérieure de l'engorgement, de manière à pénétrer au point le plus déclive du prolongement antérieur de la fistule du côté droit. On recouvre la plaie principale avec des plumasseaux secs qu'on soutient par une suture à bourdonnets.

Le cheval est à peine relevé depuis quelques instants qu'il se manifeste une hémorrhagie abondante par la dernière contr'ouverture faite du côté droit. On ne parvient à l'arrêter qu'en tamponnant fortement. Le cheval s'est beaucoup débattu; il paraît faible. (Diète. Le soir on nettoiera le pourtour du pansement pour enlever le sang qui s'y sera concrété.)

Le 8 rien de particulier.

Le 9, on lève l'appareil. Les plumasseaux les plus profonds sont imprégnés de sang. Les plaies paraissent assez belles; il n'y a point encore de suppuration; rien ne s'écoule par les contr'ouvertures. On déterge avec une infusion aromatique chlorurée, et on remarque que le liquide que l'injection a fait pénétrer dans la profondeur des plaies, en sort teint de sang et entraîne avec lui quelques légers caillots à odeur fade. Le pouls est toujours lent et faible, l'artère pleine, le poil de plus en plus piqué. (On panse avec le chlorure de chaux. Deux quarts d'avoine pour ration. On administre six décilitres de vin de quinquina.)

Le 11, nouveau pansement. La plaie supérieure et les deux premières contr'ouvertures sont belles et commencent à suppurer. La plaie résultant de la contr'ouverture antérieure droite est rouge violacé, terne et ne suppure pas; il y a de la tuméfaction douloureuse à son pourtour. L'eau tiède qu'on injecte en sort roussâtre et sent mauvais. (Pansement des plaies déjà suppurantes avec du digestif animé; pansement de la dernière avec du chlorure de chaux. Administration d'un électuaire à base de quinquina. Demi ration.

Le 12, peu de changement.

Le 13, il y a moins de pus sur les plumasseaux des premières plaies; il ne s'en est presque pas écoulé des contr'ouvertures postérieures où il est redevenu séreux. Un peu de liquide roussâtre, de très mauvaise odeur, humecte l'orifice de la contr'ouverture antérieure; l'engorgement circonvoisin a sensiblement augmenté et est plus douloureux que les jours précédents; l'artère est pleine, le pouls plus fort; il y a une légère agitation des flancs; l'animal a toussé plus souvent et jette un peu par les deux naseaux depuis la veille au soir. L'auscultation de la poitrine fait reconnaître du râle muqueux et sibilant dans toute l'étendue auscultable du poumon gauche, en même temps que du râle crépitant humide en arrière de l'épaule.

Diagnostic. Broncho-pneumonie commençante.

Pronostic très grave à cause de l'imminence de la gangrène à l'encolure. (On fera trois petites saignées de deux livres chacune dans le courant de la journée. Fumigations émollientes. Continuation de l'électuaire à base de quinquina. Pansement de toutes les plaies de l'encolure avec le chlorure de chaux.)

Le 14, la gangrène est évidente à la plaie antérieure de l'encolure. L'engorgement œdémateux a envahi la gorge et la joue droite. La pneumonite est confirmée : il y a absence de bruit respiratoire et matité dans les parties où la veille il y avait du râle crépitant humide; ce dernier existe à la partie moyenne de la poitrine et s'étend aussi aux mêmes points du côté gauche. Odeur fade de l'air expiré. Agitation convulsive des flancs. Pouls petit et faible. Battements du cœur très forts. Les crins ne tiennent presque pas. Anxiété et abattement. Cependant les muqueuses ont leur couleur ordinaire et les extrémités ne sont pas froides. (Large vésicatoire sous la poitrine. On animera les plaies avec de l'onguent épispastique. Cautérisation profonde de l'engorgement du cou. Injections chlorurées dans les plaies.)

Le 15, la suppuration a cessé dans les plaies postérieures qui ont une teinte rouge violacé. Du liquide sanguinolent s'écoule en petite quantité par la contr'ouverture antérieure. L'œdème s'étend en bas vers le bord trachéal de l'encolure jusqu'au poitrail : il est moins douloureux. Les eschares de la cautérisation ne sont point ébranlées. L'air expiré a une odeur de gangrène bien prononcée. Il y a exaspération de tous les symptômes de la pneumonie. Pouls très faible, petit et vite. Augmentation dans la force des battements du cœur. Les crins ne tiennent plus. Il n'y a pas de jetage par les naseaux.

Pronostic. Mort prochaine.

Traitement. Nul.

Mort à minuit sur le côté droit.

Autopsie faite à neuf heures du matin (neuf heures après la mort).

Abdomen. Rien de remarquable.

Poitrine. Les deux poumons sont le siége d'une gangrène existant à la partie moyenne et antérieure du lobe gauche, et n'intéressant que le tiers antérieur du lobe droit. Les taches grises ou jaunes se détachant sur un fond noir, violacé ou brun rougeâtre et lui donnant l'aspect marbré, les bandes celluleuses infiltrées qui encadrent dans une foule de compartiments ces tissus dégénérés, l'écrasement facile de la substance ainsi altérée, son ramollissement dans quelques points, l'odeur infecte et pénétrante qui s'en exhale, sont les caractères de cette gangrène. Il n'y a point encore de déliquium gangréneux ni de la caverne. Cependant les petites divisions bronchiques qu'on trouve au milieu de cette désorganisation sont d'un rouge violacé, et contiennent de la sanie gangréneuse en notable quantité. Dans les parties du poumon qui ne sont point envahies en totalité par l'altération, on voit, à différents degrés d'avancement, des points enflammés ou congestionnés disséminés çà et là, ayant l'étendue d'une fève, d'un haricot, d'un pois, d'une tête d'épingle. Ces derniers paraissent ne consister qu'en une simple ecchymose : les précédents ont le même aspect, avec cette différence qu'il se trouve un petit noyau grisâtre à leur centre, que ce noyau est entouré d'une auréole rouge foncé qui devient de plus en plus claire en s'éloignant du centre et finit par se fondre insensiblement dans la couleur rose pâle de la substance saine environnante. Le noyau central de matière grise est plus considérable dans les points enflammés dont le volume atteint ou passe celui d'un haricot; et déjà l'aspect, la consistance et l'odeur des tissus gangrénés commencent à s'y faire remarquer. Il est probable que c'est ainsi que l'altération a commencé dans les parties moyenne et antérieure qui n'offrent plus qu'une masse gangrénée; que ce sont ces points qui, en s'étendant rapidement, finissent par se joindre, se confondre, et ne présenter plus qu'un seul tout au milieu duquel toute trace d'organisation a disparu.

Le *cœur* est pâle et un peu mou. Le sang que contiennent ses cavités droites a la couleur et la consistance de la poix fondue.

Les parois de ces cavités sont d'un rouge clair uniforme.— Cette couleur s'étend en se fonçant davantage dans la veine cave antérieure, dont le sang a une légère mais évidente odeur de gangrène; elle existe à peine dans la veine cave postérieure dont le sang est demi coagulé et n'a pas d'odeur particulière. L'expérience de l'immersion de deux morceaux de l'aorte d'un cheval sain dans le sang de l'une et l'autre veine cave, donne pour résultat, après un quart d'heure, la coloration rouge clair indélébile du morceau plongé dans la veine cave antérieure; tandis que l'autre, mis sous un filet d'eau, reprend sa couleur à peu près naturelle.

Encolure. L'examen de la plaie du cou met hors de doute le point de départ des accidents gangréneux. *Un caillot sanguin,* ou plutôt *une masse de fibrine de couleur gris sale avec un reflet rougeâtre, d'une odeur repoussante,* se trouve dans la direction de la contr'ouverture antérieure et à quatre pouces au moins de profondeur, entre le muscle grand complexus et la lame du ligament cervical. Cette masse aplatie, qui a plus du volume du poing, baigne dans *un liquide séro-sanguinolent aussi très fétide,* semblable à celui qui s'échappait de la contr'ouverture pendant la vie de l'animal. Les muscles environnants offrent la teinte pâle nuancée de rouge livide par place, que présentent ordinairement les chairs au voisinage des matières putréfiées.

Le crâne n'a point été ouvert.

(Le sujet de cette observation était surveillé par l'élève *Poret.*)

QUATORZIÈME OBSERVATION (1).

GANGRÈNE *à la suite de l'extirpation d'une tumeur à la pointe de l'épaule. — Mort de l'animal.*—CAILLOTS SANGUINS PUTRÉFIÉS *extraits de la plaie deux jours avant la mort.*

« Le 8 octobre, il entra aux hôpitaux de l'école un cheval de

____

(1) Cette observation est textuellement extraite du registre de cli-

» trait, âgé de six ans, portant depuis six mois à la pointe de
» l'épaule une tumeur qui, d'abord grosse comme une noix,
» avait acquis progressivement le volume d'une tête d'enfant.
» Elle était dure, non douloureuse, n'était adhérente qu'au
» mastoïdo-huméral dans la substance duquel elle paraissait
» s'être formée. Tous les fondants connus ayant été essayés sans
» succès par le vétérinaire du propriétaire, je conseillai l'extir-
» pation comme le seul moyen qui offrît quelques chances de
» succès. On y consentit. Elle fut arrêtée pour le lendemain.

» Le 9, le cheval fut abattu. Je pratiquai sur la peau qui re-
» couvrait la tumeur une incision en T. J'en détachai les lam-
» beaux, les fis tenir par des aides et cherchai à isoler la tumeur
» à toute sa périphérie, me réservant d'en attaquer la base au
» dernier moment, parce que c'était là que je devais rencontrer
» les plus gros vaisseaux. Tout alla bien jusqu'à ce que je fusse
» arrivé à la partie profonde ; mais là, le fond de la plaie se
» trouvant recouvert du sang qui s'écoulait d'une foule de vei-
» nules et artérioles musculaires que je ne pouvais lier ni tordre,
» ne pouvant les voir ni les saisir, je commençai à couper,
» sans les apercevoir, de plus gros rameaux vasculaires qui aug-
» mentèrent l'hémorrhagie et m'aveuglèrent davantage. Je n'avais
» pas assez étendu mes incisions externes : il en résulta que
» j'étais gêné pour agir librement au fond de la plaie que
» l'étendue du pédoncule de la tumeur rendait plus profonde
» que je ne l'avais prévu. Aussi, pour avoir la facilité d'arrêter
» promptement une hémorrhagie qui m'inquiétait déjà, me hâtai-
» je de réséquer ce pédoncule d'un seul coup de bistouri, au
» risque d'ouvrir les vaisseaux considérables qui devaient s'y
» rencontrer. Il arriva en effet que le sang sortit par gros jets

nique que tenait M. Maillet, mon chef de service ; elle a été recueillie
en mon absence pendant les vacances de 1836. Je la transcris littéra-
lement, laissant M. Maillet raconter lui-même ce qu'il a vu et ce qu'il
a fait.

» artériels et veineux et inonda promptement toute la plaie.
» J'aurais bien pu lier les branches artérielles, divisions des tra-
» chelo et sterno-musculaires, que je saisissais aisément avec les
» doigts; mais le sang coulait si abondamment par de larges
» veines enfoncées dans les tissus, que je craignis que l'animal
» n'en perdit une trop grande quantité pendant le temps que
» j'emploierais à lier les artères: je me décidai donc à tam-
» ponner. Une succession de tampons d'étoupe mouillée d'eau
» froide fut introduite et accumulée dans la plaie. Les lambeaux
» cutanés rapportés par dessus furent réunis et solidement main-
» tenus par une suture de pelletiers, et aussitôt je fis relever
» l'animal. Cependant le sang qui suintait et s'écoulait même à
» travers l'appareil, distendait la peau au point de me faire
» craindre la déchirure des lèvres par les points de suture. Je
» chargeai l'élève, à qui la surveilllance de ce cheval était confiée,
» d'appuyer avec le plat de la main sur l'appareil et de le sou-
» tenir ainsi jusqu'à ce qu'il s'aperçût de la cessation de l'hémor-
» rhagie; en même temps un autre aide projetait continuellement
» de l'eau froide sur toute cette région. Au bout d'une heure, la
» tumeur n'augmentant plus, et le sang ayant depuis plus de
» vingt minutes cessé de transsuder, je fis cesser la compression
» et les aspersions. Un linge mouillé qu'on rafraîchissait de
» temps à autre fut seulement appliqué sur l'appareil. Le cheval
» fut attaché à deux longes.

» Deux heures après l'opération, j'examinai le cheval; il s'agi-
» tait un peu, le pouls était petit, les muqueuses pâles, la respi-
» ration accélérée, mais il n'y avait pas d'affaiblissement notable.
» J'évaluai de quinze à dix-huit livres la quantité de sang qu'il
» avait perdue. Un peu d'eau blanche qu'on lui présenta fut re-
» fusée; il refusa aussi de prendre un breuvage tonique qu'on
» chercha à lui faire avaler. Je m'opposai à ce qu'on insistât,
» dans la crainte qu'en se défendant il se livrât à des mouvements
» qui pourraient faire reparaître l'hémorrhagie.

» Vers cinq heures du soir, il but un peu d'eau blanche. Peu

» d'instants après, le sang recommença à couler clair, rouge sang

» artériel, mais en petite quantité. Je fis renouveler les douches

» réfrigérantes, et ordonnai qu'on ouvrît les portes et fenêtres

» de l'écurie pour y entretenir un courant d'air frais. Je défendis

» qu'on donnât des boissons dans la soirée. L'hémorrhagie ne

» s'arrêta cependant qu'à onze heures du soir.

» Le 10, au matin, la tumeur était considérable ; la peau était

» distendue par l'appareil et le sang. Il y avait chaleur au pour-

» tour, pouls moins élevé que la veille. L'animal n'était point

» abattu. On entendait à plusieurs pas de distance un *râle ron-*

» *flant muqueux particulier* qu'on percevait dans toute sa force

» en appliquant l'oreille à l'ouverture des cavités nasales, sur

» la gorge et sur tout le bord trachéal de l'encolure. On l'en-

» tendait aussi distinctement, mais plus faible, en auscultant la

» poitrine (1).

» Je me bornai à faire nettoyer doucement le pourtour de la

» plaie, et prescrivis quelques lotions d'eau salée. Le soir, à

» dix heures, je fis administrer un demi-litre de vin de quinquina.

» Le 11, il y avait autour de la plaie un engorgement très vo-

» lumineux qui s'étendait inférieurement jusque entre les mem-

» bres antérieurs. Il s'exhalait de cette plaie une odeur infecte.

---

(1) J'ai souvent entendu ce ronflement, espèce de gros râle muqueux avec bruit de soupape, dont parle ici M. Maillet. Celui qui
l'entendrait pour la première fois et ne connaîtrait pas l'état du cheval,
affirmerait sans hésiter l'existence du croup, ou de fausses membranes
dans les voies antérieures du tube respiratoire, dans le larynx surtout;
car c'est à cet organe que ce bruit est principalement sensible à l'auscultation. C'est toujours à la suite de grandes opérations pratiquées
sur un des points de la gouttière de l'encolure, et par exemple, à la
suite d'enlèvement de tumeurs situées en dedans de la pointe de
l'épaule, d'extraction de grosses cordes de farcin accompagnant la
jugulaire, de profondes incisions faites dans quelques cas de trombus
avec ulcération de la jugulaire, etc., que j'ai eu occasion d'observer
ce singulier symptôme. J'eus besoin de faire l'ouverture de deux che-

» Je défis les points de suture et enlevai une à une les couches
» d'étoupes qui composaient l'appareil; mais arrivé aux dernières,
» je vis s'échapper en nappe à travers les caillots qui s'y étaient
» amassés, une quantité de sang assez grande pour me faire
» craindre une hémorrhagie considérable si je tentais d'enlever
» les derniers caillots et l'étoupade qui les soutenait. Je me hâtai
» donc de les recouvrir avec des plumasseaux imbibés de chlo-
» rure de chaux que j'avais fait préparer à l'avance; j'en remplis
» la plaie, et les maintins avec des points de suture à bourdon-
» nets moins serrés que la veille. J'ordonnai que deux fois dans
» la journée on imbibât l'appareil de chorure de chaux. Si à
» craindre que me parût la gangrène, j'étais cependant rassuré
» par l'état général du sujet dont l'appétit était bon, les crins
» tenaces, le pouls et les battements du cœur normaux, les mu-
» queuses rose vif, la physionomie éveillée.

» Le soir, je fis pénétrer huit cautères effilés et chauffés à
» blanc dans l'infiltration inférieure qui avait beaucoup aug-
» menté depuis le matin.

» Le 12, l'engorgement était énorme. Il s'éteudait en bas et en
» arrière jusqu'à l'abdomen, et latéralement gagnait l'autre épaule.
» L'odeur de la plaie était la même que la veille; il sortait un liquide

---

vaux abandonnés au moment où ce ronflement existait sur eux, pour
me convaincre qu'il n'y avait pas de fausses membranes, pas de lambeaux quelconques, pas même de mucosités dans les cavités nasales,
le larynx, la trachée ou les bronches. Je crois donc qu'il y a là un
phénomène purement nerveux, qu'il faut rapporter à une lésion,
compression ou altération du nerf trachéal récurrent pendant ou
après l'opération. On sait en effet que ce nerf fournit des rameaux
aux muscles dilatateurs du larynx. Je sais bien que l'on serait en apparence aussi fondé à croire à la compression ou lésion du pneumo-gastrique qui fournit le trachéal récurrent; mais j'observe que dans
aucun des cas où j'ai remarqué ce symptôme, les fonctions digestives
et pulmonaires n'ont paru modifiées, ce qui aurait eu lieu si le
pneumo-gastrique eût été intéressé.

» séreux par les ouvertures résultant de la cautérisation. Je me dé-
» cidai à faire le pansement et enlever tous les caillots de la plaie,
» quoi qu'il pût arriver. Il n'y eut pas d'hémorrhagie. *Les masses de*
» *sang caillé que je retirai avec les plumasseaux du fond de la*
» *plaie étaient à moitié décomposés et d'une odeur repoussante.*
» *Les unes étaient noires et mollasses, les autres déjà formées*
» *en noyaux fibrineux ; le tout nageant dans un liquide brun*
» *noirâtre, et formant un mélange putride singulièrement infect.*
» Des eschares gangréneuses revêtaient les points de la plaie sur
» lesquels reposaient ce liquide ou ces caillots altérés. J'enlevai
» avec le bistouri ces eschares encore très minces sans que l'animal
» parût en éprouver la moindre douleur. Il montra la même in-
» sensibilité quand je pratiquai une incision à la partie la plus dé-
» clive de la plaie, pour permettre l'écoulement facile du liquide
» dont je voulais prévenir l'accumulation dans son fond. Je
» touchai ensuite avec le cautère tontes les parties à moitié
» gangrénées que je venais de dépouiller de leurs eschares et
» pansai avec le chlorure de chaux.

» Le 13, l'engorgement a continué ses progrès en arrière et
» latéralement. Il occupe tout le poitrail et empêche tout mouve-
» ment des membres antérieurs. En haut il s'étend jusqu'à la
» gorge, forçant l'animal à étendre la tête sur l'encolure pour
» respirer. Les plaies résultant de la cautérisation sont sèches.
» Il en est de même de la plaie principale dont les parois se
» sont recouvertes de nouvelles eschares. La peau est décollée
» et livide au pourtour de la tumeur, surtout inférieurement ;
» ce décollement a lieu autour de chaque point cautérisé. La
» plaie, comme la tumeur, sont complètement insensibles. La
» faiblesse et l'abattement sont extrêmes ; l'appétit nul. On ne
» sent presque pas le pouls ; les battements du cœur sont tu-
» multueux. Le cheval est mort à sept heures du soir.

» Autopsie le 14 à 8 heures du matin (treize heures après la
» mort).

» Toute la région de la tête et de l'encolure sont emphyséma-
» teuses.

» L'ouverture de l'abdomen ne fournit rien de remarquable.

» Les muscles pectoraux sont secs et colorés en brun noirâtre
» dans la partie de leur étendue la plus voisine de la plaie. Il ne
» sort pas une goutte de liquide des incisions dont on les tra-
» verse. Cette gangrène se propage dans toutes les parties qui en-
» tourent la plaie, surtout inférieurement. Le tissu cellulaire
» environnant est infiltré de sérosité.

» Il n'y a plus ni caillots ni fibrine altérée dans la plaie. Dans
» son fond se trouvent des ganglions lymphatiques colorés en
» rouge brunâtre et très tuméfiés, mais ils ne sont pas gangrénés.
» Au dessous sont les artères et veines trachélo-musculaires dont
» les divisions ouvertes ont fourni tout le sang qui s'est écoulé
» pendant et après l'opération. La gangrène se propage entre ces
» vaisseaux sur le tissu cellulaire dans lequel ils sont plongés, et
» s'étend visiblement dans celui de la poitrine jusqu'à la base du
» péricarde.

» La substance du cœur a presque le même aspect que les
» muscles voisins de la plaie. Ses cavités ne renferment que peu
» de sang très noir et non coagulé. Le ventricule gauche est cou-
» vert d'ecchymoses à sa face interne dont la teinte est rouge
» clair; le droit est rouge très foncé.

» Le poumon, perméable partout, présente à sa surface et
» dans son épaisseur un assez grand nombre de taches rouge
» noirâtre qui sont évidemment des ecchymoses. »

(Le sujet de cette observation était surveillé par l'élève *Leclerc*.)

QUINZIÈME OBSERVATION.

Morve chronique devenue GANGRÉNEUSE *à la suite d'une saignée nasale.* — *Mort de l'animal.* — CAILLOT PUTRÉFIÉ *trouvé autour de la plaie résultant de la saignée.*

Cheval entier, faisant le service de la poste d'Alfort, âgé de sept ans, de taille moyenne, fortement constitué, mais fatigué depuis six mois par un travail forcé.

Renseignements. Deux des principaux symptômes de la morve chronique, le jetage par le naseau gauche et l'engorgement des ganglions intermaxillaires du même côté, se sont montrés et persistent depuis six semaines. Il n'y a pas de trace apparente d'ulcération. Les enveloppes testiculaires gauches sont engorgées, dures, sensibles, et adhérentes à la partie postérieure du testicule. Le cheval boit et mange bien, ce qui ne l'empêche pas de maigrir tous les jours davantage. Les battements du cœur ne sont pas sensiblement plus forts que dans l'état de santé; le pouls ne présente rien d'anormal; les mouvements du flanc sont réguliers; l'animal n'a jamais toussé.

Désespérant de le guérir, et désirant faire une expérience avant de le sacrifier, je voulus tenter un des moyens de traitement conseillé par Morel, la saignée aux sinus veineux de la pituitaire. Mais n'ayant pas d'instrument convenable pour pratiquer cette opération, je recourbai la pointe d'un clou à cheval, en forme de crochet, et fixai solidement la base de ce clou autour de l'extrémité d'une petite baguette longue de douze à quatorze pouces.

Ce fut le 3 décembre 1835, qu'après avoir fait conduire le cheval aux hôpitaux de l'École pour mieux suivre l'expérience, j'introduisis le crochet dans la cavité nasale, et en tournant la pointe du côté de la cloison, à la hauteur du milieu du sinus veineux supérieur, je la fis pénétrer dans son intérieur en appuyant légèrement et tirant en bas, de manière à en déchirer les parois dans l'étendue d'un demi-pouce environ. Un écoulement sanguin, abondant, qui eut lieu immédiatement, m'annonça que le sinus était ouvert. Je fis la même opération sur la partie apparente du sinus inférieur avec le même résultat. Le sang coula pendant dix minutes environ, et s'arrêta ensuite presque instantanément. L'animal fut alors mis à l'écurie et attaché à deux longes. Une demi-heure après, je fis injecter quelques litres d'eau froide dans le nez pour le nettoyer, et un peu d'eau blanche fut accordée au cheval, qui but sans que les mouvements qu'il fit renouvelassent l'hémorrhagie. La journée fut bonne.

Le 4 au matin, deux ou trois parcelles de caillot rouge, mou et sans odeur, furent trouvées sous l'aile supérieure du naseau gauche; l'ouverture du sinus inférieur est presque fermé. L'appétit est toujours bon; même état général. (La ration est d'une demi-botte de foin, deux bottes de paille, un quart d'avoine, un quart de farine d'orge.) Le cheval est gai à la promenade au pas qu'on lui fait faire; pendant cet exercice il s'ébroue plusieurs fois, et chaque fois il expulse de petits débris de caillot des cavités nasales.

Le 5 au matin, l'air expiré a une odeur fade très sensible; la membrane pituitaire a une coloration rosée un peu terne. Le jetage n'a pas cependant changé de caractère, et la matière qui le constitue est toujours d'un blanc sale, visqueuse et peu abondante. Rien de changé dans l'état général. Le soir à quatre heures je revois le malade : la matière du jetage est très légèrement striée de sang, un peu odorante. L'air expiré n'est plus seulement fade, il a une odeur ammoniacale assez prononcée. Les ganglions de l'auge, sans être plus engorgés, sont plus douloureux. La muqueuse nasale a une couleur rouge plus foncée; une ecchymose de la largeur d'une lentille existe sur cette membrane en bas de la cloison, au-dessous du point où a été faite l'ouverture du cornet inférieur, dont la trace n'est marquée que par une ligne rouge un peu irrégulière. Pas de modification appréciable dans l'état général. (Fumigation avec un mélange de vapeur d'eau et de chlore. — Injection de chlorure de chaux liquide très étendu dans les cavités nasales. — Même régime.)

Le 6, à la visite du matin, le jetage est très abondant et plus liquide; l'odeur en est fétide; les stries de sang y sont plus larges et plus nombreuses; il reflète une teinte jaunâtre. L'air expiré a une odeur semblable à celle de la matière du jetage; la couleur de la muqueuse est la même que la veille, seulement elle est plus tranchée; il n'y a pas de nouvelle ecchymose, et celle qui existait, bien que plus foncée, ne s'est pas snsiblement étendue. La respiration nasale est un peu gênée, il y a de l'accélération dans les mouvements du flanc. L'appétit est beaucoup moindre; le cheval refuse tout à fait l'avoine. Le pouls et les battements du cœur conservent le même caractère. (Mêmes fumigations que la veille; de plus un électuaire tonique camphré.) Je ne revois pas le malade dans la journée.

Le 7, il n'y a plus à se méprendre sur la nature du mal. Le mucus purulent qui s'écoule par la narine gauche est plus abondant encore que la veille : il a, ainsi que l'air expiré, une odeur gangréneuse des mieux caractérisées; sa couleur est lie de vin pâle, nuancée de jaune. L'ecchymose remarquée les deux jours précédens est remplacée par une ulcération allongée de bas en haut qui a près d'un pouce de long sur trois lignes de largeur. Cette ulcération paraît intéresser presque toute l'épaisseur de la muqueuse; le fond en est formé par le réseau veineux de cette membrane, quelques très petits grumeaux de sang noir qui s'y trouvent accolés indiquent que quelques unes des veinules de ce réseau ont été perforées. Les ganglions intermaxillaires sont très gros et très douloureux; les ailes du nez sont tuméfiées, la respiration nasale est difficile du côté malade, et un peu bruyante quand on bouche la narine saine; la paupière gauche est tuméfiée et l'œil chassieux.

L'animal a presque complètement perdu l'appétit; il ne fait plus que mâchonner quelques bouchées de foin, qu'il prend de temps à autre et n'avale pas toujours. Les défécations sont rares, mais de consistance ordinaire. Le pouls, notablement accéléré, contraste par sa petitesse avec les battements du cœur, qui ont beaucoup augmenté de force. La marche de l'animal est lente et indécise; il paraît comme absorbé. (On se bornera à observer le malade dont l'état est jugé incurable.)

Le 8, tous les symptômes locaux et généraux ont augmenté d'intensité. Anorexie complète; respiration nasale bruyante. Plusieurs ulcérations existent sur la cloison du côté gauche qu'on ne peut plus examiner que difficilement à cause de l'engorgement considérable des ailes du nez. De petits grumeaux de sang décomposé sont mélangés aux mucosités jaunâtres qui s'écoulent du nez. On observe un peu de jetage par la narine droite. Le pouls est plus faible, les battements du cœur plus forts et plus secs. La maigreur fait des progrès rapides; l'animal semble traîner ses membres en marchant. Les crins commencent à s'arracher facilement. On a entendu plusieurs fois une toux pectorale sèche, courte et répétée. Cependant la percussion de la poitrine a de la résonnance, et l'auscultation fait entendre le bruit respiratoire dans toute l'étendue des poumons accessible à ce genre d'exploration. (Pas de traitement.)

Le 9, deux ulcérations sont apparentes sur la muqueuse nasale du côté droit, elles sont situées sur la membrane qui revêt la cloison à l'extrémité inférieure de la gouttière. L'une a la largeur à peu près d'une pièce de dix sous un peu alongée, l'autre est de moitié plus petite; elles sont très près près l'une de l'autre, l'une plus haut, l'autre plus bas. Le doigt introduit dans le nez sent distinctement d'autres ulcérations, que leur siège plus profond dérobe à la vue. Les ailes du nez de ce côté commencent à se tuméfier. La respiration nasale est laborieuse. Aggravation des symptômes généraux. Des mèches entières de crins de l'encolure cèdent à la plus légère traction. Pouls très faible. Mouvements du cœur de plus en plus forts. La toux a encore été assez souvent entendue, elle a le même caractère. Rien d'appréciable dans la poitrine. (Pas de traitement.)

Le 10, les deux côtés du nez sont presque dans le même état. L'odeur de l'air expiré est insupportable. Le jetage sanieux a lieu par les deux naseaux. C'est à peine si l'animal peut respirer, tant les ailes du nez sont engorgées. Faiblesse extrême. On ne sent presque plus le pouls, malgré l'énergie croissante des battements du cœur. Pas de défécation. Chute de l'animal à deux heures de l'après-midi. Mort à trois heures.

AUTOPSIE à trois heures et demie (une demi-heure après la mort).

Abdomen. On ne trouve aucune lésion remarquable dans les viscères digestifs abdominaux, si ce n'est dans la rate, dont la couleur est violet foncé, et la consistance un peu moindre que dans l'état de santé.

Organes génitaux. Le tissu cellulaire qui unit la tunique érythroïde au dartos est infiltré, dur et épaissi, principalement autour de la partie postérieure du testicule gauche, qui est fortement adhérent à ses enveloppes à cet endroit. Un peu de matière blanche, inodore, molle et comme fibrineuse existe dans un foyer de la grandeur d'une coque de noisette à la naissance de l'épididyme. Le reste de l'organe, ainsi que le cordon, est parfaitement sain.

Quelques uns des ganglions sous-lombaires sont infiltrés d'un liquide séro-purulent, mais ont leur couleur, leur volume et presque leur consistance ordinaires.

Thorax. Les poumons, vus extérieurement, paraissent parfaitement sains; ils sont partout souples et crépitants sous la pression des doigts. Cependant la coupe de ces organes, du lobe gauche surtout, laisse voir une centaine au moins de taches ecchymotiques, plus ou moins rapprochées, dont l'étendue est à peu près partout d'une demi-ligne à une ligne et demie, et dont quelques unes seulement présentent à leur centre un point blanchâtre à peine gros comme la tête d'une petite épingle et s'écrasant à la pression. La substance pulmonaire n'est point altérée autour de ces ecchymoses.

Les parois musculaires du cœur sont pâles et sans élasticité ; elles se déchirent avec assez de facilité. Plusieurs larges ecchymoses existent à la face interne du ventricule gauche, notamment sur les saillies qu'elle représente ; ces ecchymoses se trouvent entre la membrane interne et le tissu musculaire qu'elles ne pénètrent pas. On en remarque une seule peu étendue et peu foncée à la base des valvules auriculo-ventriculaires dans le ventricule droit.

Il n'y a rien de remarquable dans la trachée.

Cavités nasales. L'ouverture des cavités laisse voir la membrane pituitaire qui revêt les deux côtés de la cloison, presque entièrement détruite par de larges et profondes ulcérations plus isolées et plus petites du côté droit, se confondant presque toutes entre elles du côté gauche. En grattant avec le dos du scalpel à la surface de cette membrane, on en exprime une sanie rougeâtre, infecte, de consistance pulpeuse. Mais ce qui **est** bien remarquable est *un caillot noir, ayant à peu près la forme et le volume d'une amande alongée et recouvrant la plaie faite au sinus veineux supérieur par la pointe du clou. Ce caillot, d'une mollesse qui le rend presque diffluent, a une odeur repoussante ;* et on ne s'expliquerait pas qu'il eût pu ne pas être expulsé depuis la saignée (car il est évident qu'il date de cette époque), s'il ne se prolongeait par les radicules de sa base, qui a un peu plus de consistance, dans l'intérieur des veines formant le sinus. C'est autour de ce point que les désordres sont le plus prononcés.

La surface des cornets ainsi que leurs replis, bien que labourés par beaucoup d'ulcérations, sont cependant moins lésés. Sur le fond noir que reflète toute la membrane, on voit se dessiner, comme dans toute morve aiguë, gangréneuse, soit des élevures linéaires blanchâtres qui semblent des lymphatiques gonflées de lymphe concrétée ou purulente, soit des ulcérations de forme et de grandeur diverses.

N'est-il pas évident que sur le sujet de cette observation, la morve chronique eût conservé longtemps ses caractères, sans la saignée locale faite aux sinus, et notamment au sinus supérieur qu'on n'a pu, à cause de sa situation profonde, nettoyer du sang qui s'est coagulé à l'ouverture de la déchirure.

N'est-il pas évident que le développement des caractères de gangrène a coïncidé avec le moment où le caillot formé autour de la plaie du sinus supérieur a commencé à se putréfier.

N'est-il pas évident, enfin, que ce caillot putréfié est la cause, et le point de départ de tous les accidents qui ont amené la mort.

(Ce cheval était surveillé par l'élève *Quetier.*)

SEIZIÈME OBSERVATION.

GANGRÈNE *de la cuisse, à la suite de l'extirpation d'une corde de farcin.* — *Mort de l'animal.* — *Séjour prolongé et* ALTÉRATION DE PLUSIEURS CAILLOTS *sanguins dans la plaie.*

Cheval entier de huit ans, de taille moyenne, de constitution épuisée, faisant le service des voitures Omnibus, appartenant à M. Verdure de Vincennes.

Renseignements. Ce cheval a été mis à l'infirmerie de Vincennes pour une corde de farcin existant à la face interne de la cuisse droite, sur laquelle toutes les applications médicamenteuses les plus énergiques sont restées sans succès. Il y a plus de trois mois qu'il a cette corde, quand, d'après le conseil de M. Maillet, chef de service à la clinique de l'École d'Alfort, on l'amène aux hôpitaux de cet établissement pour qu'on y tente l'extirpation du lymphatique altéré qui constitue la corde.

État de l'animal lors de son entrée à l'École, le 26 décembre

1836. Il a assez d'embonpoint, paraît énergique dans le premier moment du trot, mais est promptement échauffé à cet exercice. Il a bon appétit, toutes ses fonctions s'exécutent librement. A la face interne de la cuisse droite, on sent sur le trajet de la saphène, à partir du jarret, jusque dans l'aine, une *corde* de la grosseur du petit doigt, sur laquelle la peau est adhérente et qui est un peu sensible à la pression. Le membre est légèrement engorgé, mais l'animal ne boite pas. Les ganglions de l'auge sont sains, aussi bien que les cavités nasales. Malgré l'ancienneté de la maladie qui offre peu de chances de guérison radicale, je regarde l'animal comme étant dans de bonnes conditions pour être opéré sans danger immédiat, d'autant plus que son propriétaire assure qu'il ne l'a jamais entendu tousser depuis qu'il est à Vincennes.

Le 27 au matin, opération. Elle consiste à fendre la peau sur toute la longueur de la corde, à l'en détacher par la dissection, à séparer le lymphatique malade des parties sous-jacentes et à l'extraire. Deux grosses divisions veineuses afférentes de la saphène sont coupées pendant l'opération et liées immédiatement. Il n'en est pas de même de ces grosses branches veineuses qui rampent au fond de l'aine, entourent la base du pénis et se plongent sous la peau des enveloppes testiculaires : sur trois qui sont ouvertes, une seule peut être liée, les deux autres sont trop profondes pour être saisies par les pinces. On est forcé de tamponner pour arrêter le sang. Des plumasseaux imprégnés d'eau salée sont appliqués dans toute l'étendue de la vaste plaie résultant de l'enlèvement de la corde et maintenus par plusieurs points de suture à bourdonnets. (Diète sévère. On projettera à chaque instant de l'eau froide sur l'appareil jusqu'à la cessation de l'hémorrhagie. Repos absolu. —Deux heures après, le sang a complétement cessé de couler. L'animal en a perdu de 9 à 10 livres (c'est la quantité qu'on retire quand on fait à un cheval une forte saignée). — Le soir, on donne un quart de ration, qui est mangé avec appétit.

Le 28, l'animal est gai et cherche à manger; il ne paraît pas plus affecté qu'avant l'opération. On remarque seulement un peu de vitesse et de dureté dans le pouls. L'appareil de pansement n'est pas dérangé. (Eau légèrement farineuse. Un quart de ration. On nettoiera à l'eau froide les bords de l'appareil qui sont pénétrés de sang concrété.)

Le 29, même état général. On observe un peu d'engorgement au jarret du membre opéré dont les mouvements sont évidemment douloureux. Quelques gouttelettes de sérosité sanguinolente suintent de l'extrémité inférieure de l'étoupade. Aucune mauvaise odeur. Les bourses sont considérablement engorgées, chaudes et sensibles à la pression.

Désirant extraire de la plaie quelques uns des caillots dont la présence peut devenir dangereuse, je fais enlever avec précaution l'appareil. On absterge avec légèreté le sang épaissi à la surface de la plaie. Des caillots considérables sont formés dans le voisinage de l'aine : on essaie de les détacher, et on parvient à en faire tomber plusieurs. Mais quand on arrive aux couches profondes, leur ébranlement est suivi d'un écoulement de sang noir qui annonce que les veines blessées ne sont point encore assez solidement obstruées. On cesse toute traction et on fait un nouveau pansement compressif. (Projections d'eau froide jusqu'à cessation d'hémorrhagie. Repos absolu. Quart de ration.) Le sang ne coule que quelques minutes; il en tombe au plus une livre.

Le 30 au matin, l'engorgement du membre, celui des bourses surtout, a sensiblement augmenté. Le membre est raide et se meut tout d'une pièce. Sans être précisément abattu, l'animal a perdu sa gaîté des jours précédents; il a laissé un peu d'avoine dans sa mangeoire. Le pouls est vite et serré. Il y a eu un peu de frisson de trois à quatre heures du matin. Le poil est piqué. Toute la partie inférieure de l'étoupade est pénétrée d'un sang clair, ou plutôt de sérosité sanguinolente qui mouille, en s'écoulant goutte à goutte, la face interne du membre. Il s'exhale de l'appareil une légère odeur de sang altéré. L'animal fuit avec anxiété le plus léger attouchement de la partie opérée ou de son voisinage. Le pouls est moins fort que la veille, il est plus vite et toujours serré.

On défait le pansement avec précaution : il est à peine enlevé, qu'une vapeur fétide s'échappe de la région inguinale. Une légère pression sur les bourses engorgées fait sortir par la plaie un liquide roussâtre de mauvaise odeur; cependant il ne s'écoule pas de sang en nature. Je retire avec les doigts, en les déchirant sans traction, *plusieurs portions de caillots mous, noirs, putré-fiés*, qui sont amassés dans des bas-fonds formés par des poches dans le tissu cellulaire des bourses. La profondeur de ces poches et leur position dans l'aine m'empêchent de tout enlever. (Pansement avec des plumasseaux imprégnés de chlorure de chaux. Quelques scarifications sont faites dans l'engorgement des bourses. On met un suspensoir matelassé d'étoupes, saupoudré de chlorure de chaux solide. Un quart d'avoine donné en trois ou quatre fois; eau blanche. Trois lavements dans la journée. On fera un nouveau pansement chloruré le soir, et on changera aussi le suspensoir.)

Visite du 31. La journée de la veille a été assez tranquille; l'animal a mangé lentement la moitié de sa ration; le soir il l'a refusée; elle est encore dans sa mangeoire. La nuit il a été inquiet, agité, a gratté plusieurs fois le sol avec un membre antérieur. — L'engorgement des bourses a augmenté; il gagne la région inguinale et s'étend sous le ventre jusqu'en avant de l'ombilic. L'odeur du chlore ne peut masquer la fétidité de celle que répand le liquide roussâtre qui suinte à travers le pansement. Le membre sur lequel a été faite l'opération a plus que doublé de volume par la tuméfaction dont il est le siége : il est dur, tendu et douloureux; tout mouvement de flexion y est impossible; il est tenu écarté en dehors de sa ligne d'aplomb ordinaire. Physionomie générale morne et inquiète, face grippée; œil brillant; poil terne et piqué; amaigrissement sensible. Flanc fortement rétracté. Respiration accélérée et un peu convulsive. Pouls petit, très serré et vite. Augmentation notable dans la force des battements du cœur, qui sont secs et bien détachés. Les crins s'arrachent facilement. Anorexie.

Pansement. Les plumasseaux sont pénétrés par le liquide roussâtre qui suintait à travers l'appareil. Ils tombent en masse aussitôt qu'ils ne sont plus retenus par les nœuds de la suture et entrainent avec eux *quatre ou cinq portions de caillots mollasses, couleur encre de Chine, d'une odeur repoussante*, ayant chacun à peu près le volume d'une grosse noix. *Un ichor infect remplit les sinus que forme la plaie dans les bourses.* Aucune trace de bourgeonnement ou de suppuration. La surface de la plaie, quand elle est nettoyée est d'une teinte ardoisée livide. Les lèvres de peau dans lesquelles les points de suture ont été engagés, tombent en gangrène. Il faut replacer d'autres fils à côté des premiers tout à fait à la base des lèvres. Malgré l'imminence de la mort, on fait de nombreuses scarifications dans les parties engorgées; on en exprime, en les pressant, le plus possible de la sérosité qui les infiltre; après quoi on fait pénétrer des cautères actuels dans les plaies résultant des scarifications. (On administrera une bouteille de vin de quinquina; et on fera prendre un électuaire tonique camphré.)

A dix heures une sueur froide recouvre les parties génitales. Les extrémités se refroidissent aussi; le pouls est imperceptible. Les battements du cœur sont si forts qu'ils ébranlent le corps de l'animal. Respiration accélérée; mouvements des flancs saccadés et convulsifs; yeux hagards; faiblesse extrême; chancellement. Chute à onze heures un quart sur le côté gauche. Faibles et inutiles efforts pour se relever; agitation continuelle des membres. Mort à midi moins dix minutes.

Autopsie à trois heures. (Trois heures après la mort.)

Abdomen. Rien de remarquable dans l'appareil digestif, si ce n'est un peu de ramollissement de la *rate*, dont on exprime facilement, après l'avoir coupée, un liquide épais rouge lie de vin.

Rien dans l'appareil urinaire.

Les cavités nasales, le larynx et la trachée sont sains.

Poumon. Un assez grand nombre de petits points comme purulents, existent dans le lobe pulmonaire droit, notamment dans son bord dorsal. Quelques uns de ces petits corps se trouvent aussi dans le lobe gauche. Ils ont la consistance ca-éeuse, et s'écrasent facilement sous le doigt. Quelques uns sont plus fermes et ne cèdent qu'à une forte pression. Leur volume varie de celui d'un gros pois à celui de la tête d'une petite épingle. La substance pulmonaire qui entoure la plupart d'entre eux est parfaitement saine. Il en est qui sont enkystés. Indépendamment de ces altérations évidemment anciennes, bien que d'une date différente (il ne faut pas oublier que ce cheval était farcineux depuis trois mois), on remarque aussi dans la substance des deux lobes pulmonaires et près de leur surface, une multitude de petites extravasations sanguines, couleur sang artériel, qui rendent comme sablée de rouge vif la coupe un peu rosée du tissu pulmonaire. Quelques unes de ces taches ont la largeur d'une lentille ; presque toutes sont beaucoup plus petites.

La substance du *cœur* est pâle et un peu ramollie. De larges ecchymoses existent sous la séreuse du ventricule gauche, surtout près des valvules auriculo-ventriculaires. Le peu de sang contenu dans ces cavités est pris en caillots dans lesquels la partie blanche est plus abondante et piquetée de rouge : le caillot noir est en petite quantité et sans consistance. Le ventricule droit ne présente que deux ecchymoses du côté du septum ventriculaire; il est distendu par du sang noir non pris en caillots, et exhalant une légère odeur de gangrène. — Cette odeur était surtout prononcée dans le sang que contenait la partie abdominale de la veine cave postérieure dont la face interne était évidemment, je ne dirai pas enflammée, mais rougie du côté gauche, celui sur lequel avait reposé le sang, l'animal étant tombé sur ce côté, y étant mort, et ayant conservé cette position jusqu'au moment de l'autopsie (1).

Région inguinale. Les ganglions sous-lombaires sont engorgés mous, et d'un rouge brun, tellement foncé, qu'ils ressemblent à des caillots de sang.

Le péritoine est marqueté de plusieurs taches ecchymotiques de forme et de grandeur variables, rapprochées surtout du côté de la région pelvienne.

La surface de la plaie résultant de l'opération est lisse, d'une teinte bleuâtre livide; les muscles de la face interne de la cuisse sont pâles, ramollis, ecchymosés par plaies. Une sérosité sanguinolente engorge le tissu cellulaire des bourses. — Sous la peau du scrotum, dans la région inguinale droite existe une poche communiquant avec la partie supérieure de la plaie, s'enfonçant sous la moitié supérieure de cette partie des enveloppes, et renfermant *une masse sanguine noirâtre, épaisse, sans consistance, exhalant une très forte odeur de putréfaction.*

(Ce cheval était surveillé par l'élève *Samson.*)

---

(1) Un morceau d'aorte thoracique d'un cheval sacrifié pour les dissections des élèves, fut plongé dans le sang odorant et presque fluide qu'on retira de cette partie de la veine cave postérieure. Un autre morceau fut plongé dans du sang du même animal retiré de la veine cave antérieure où il était en partie coagulé et n'avait aucune odeur. Au bout d'un quart d'heure, ces deux morceaux furent retirés et examinés comparativement. La face interne du premier avait pris une teinte rougeâtre uniforme, légèrement veinulée, que le frottement et le lavage ne purent faire disparaître. Il a suffi de faire couler un filet d'eau sur le second pour en enlever tout le sang et lui rendre sa couleur jaune naturelle.

DIX-SEPTIÈME OBSERVATION (1).

GANGRÈNE *à la suite d'un séton au poitrail. — Mort de l'animal. —* SANG PUTRÉFIÉ *dans le trajet du séton.*

Le 16 août 1827, par une température très élevée, M. Causard, voiturier à Maisons-Alfort, ramène aux hôpitaux de l'école un vieux cheval qui en était sorti cinq jours auparavant, après avoir été traité avec succès d'une inflammation gastro-intestinale, dont la convalescence avait été très longue (2). Le lendemain de sa sortie, le sieur Causard ayant eu occasion de faire voir son cheval à un maréchal de Bercy, celui-ci lui avait conseillé de lui mettre un séton au poitrail, pour rendre sa guérison plus complète, attendu que ce moyen ayant été négligé à l'école, il se pourrait faire que son cheval retombât bientôt malade une troisième fois. A l'instant même on avait procédé à l'opération, à la suite de laquelle, nous dit M. Causard, il avait coulé beaucoup de sang *clair comme de l'eau rousse.* Comme le sang continuait toujours à couler, M. Causard avait laissé son cheval chez le maréchal, et l'avait repris le soir à son retour de Paris. Le maréchal lui dit que le séton ayant encore donné une certaine quantité de sang, il avait été obligé, pour en arrêter l'écoulement, de mettre beaucoup d'amadou et d'étoupes dans les deux ouvertures, ce qui avait parfaitement réussi; qu'il y avait bien un peu d'engorgement au poitrail, mais que cet engorgement était avantageux, parce que le séton ferait plus d'effet; qu'il ne devait donc pas s'en effrayer; qu'il suffisait de le *graisser avec de l'onguent populéum.* Rassuré par ces raisonnements, M. Causard

----

(1) Extrait de la clinique de M. Vatel.

(2) Ce même cheval avait été affecté de la gastro-entérite épizootique qui régna en 1825, et, au dire de M. Causard, ne s'était jamais parfaitement rétabli, bien qu'il eût toujours depuis continué son travail.

avait ramené le cheval chez lui, et était parti le lendemain matin en voyage, laissant son malade à l'écurie, et recommandant bien au charretier qui devait le soigner, de *frotter le séton* avec de l'onguent populéum, si l'engorgement continuait. Il était resté deux jours absent; et à son retour, effrayé de l'état où il avait trouvé son cheval, il l'avait avec beaucoup de peine conduit à l'école, tant était grande la difficulté qu'il éprouvait à marcher! Tels sont les renseignements que nous donne M. Causard, en les entremêlant de malédictions fort énergiques contre son ami le maréchal.

Le malade qu'il nous présente porte au poitrail un engorgement considérable, traversé par un séton à mèche, dont les deux extrémités. réunies ensemble par un nœud, sont tendues par la tumeur dont elles serrent étroitement la partie qu'elles embrassent. Les membres antérieurs écartés l'un de l'autre sont infiltrés à pleine peau jusqu'au genou. L'animal paraît accablé de la marche qu'il a faite (il a été plus d'une heure à parcourir un quart de lieue). Il n'a presque plus de pouls; les muqueuses apparentes sont peu colorées, le flanc est cordé, l'œil fixe et hagard, la respiration courte, les ailes du nez dilatées; le centre de l'engorgement est presque froid et à peine sensible. On coupe le séton, on retire la mèche, et avec elle une douzaine au moins de tampons d'étoupes qui avaient servi au maréchal à arrêter l'hémorrhagie. *Deux ou trois décilitres de sang épais, noir et dans un état complet de dissolution putride, s'échappent par les ouvertures du séton* aussitôt qu'elles sont désobstruées.

La mort était imminente; et avant de rien essayer, on en prévient M. Causard, qui, ne pouvant croire à de pareils effets d'un séton, veut reconduire son cheval chez lui, et prie qu'on lui envoie des élèves pour le traiter. Une heure après les élèves sont de retour; ils ont trouvé le cheval étendu mort sur un des côtés de la route à deux cents pas de l'école.

L'ouverture n'en a point été faite.

RÉSUMÉ DES OBSERVATIONS QUI PRÉCÈDENT.

Symptômes, marche, durée, terminaison.

Au milieu de tous les rapports, je dirai presque de la ressemblance si frappante que présentent entre eux les dix-huit cas qui précèdent, on aura remarqué surtout une circonstance matérielle qui n'a manqué dans aucun d'eux et en constitue évidemment le caractère principal : je veux parler de la présence au centre des engorgements qui ont formé le point de départ des accidents gangréneux, de *caillots sanguins* ou de *sang liquide*, de couleur, de consistance et de quantité variables, *mais toujours dans un état plus ou moins avancé de décomposition putride.* Or, c'est là à mes yeux un fait capital que je me borne quant à présent à constater, et sur lequel je reviendrai bientôt pour en développer l'importance étiologique.

Mais d'abord il me semble utile de résumer dans une analyse rapide l'ensemble des caractères que présente la gangrène lorsqu'elle se manifeste dans les circonstances que je viens de rapporter ; de rappeler les phénomènes qui accompagnent et indiquent son développement ; d'en préciser autant que possible la marche et la durée générale, et enfin de retracer les lésions les plus saillantes qu'on trouve à l'autopsie des cadavres.

Dans l'espèce, c'est généralement trois, quatre ou cinq jours après qu'une opération ou une blessure ont occasionné un écoulement sanguin, que se montrent les symptômes qui précèdent immédiatement ou décèlent déjà la naissance de la gangrène. Toutefois, une condition est indispensable à cette manifestation ; c'est qu'une quantité plus ou moins considérable de sang ait séjourné soit sous un appareil à la surface de la plaie, soit dans des poches résultant du soulèvement de la peau, soit dans des sinus plus profonds existant entre les muscles ou sous les aponévroses. Il est des cas cependant dans lesquels ce n'est que plus longtemps après le moment où la plaie a été faite, où le premier écoulement de sang a eu lieu, que les accidents se déclarent : les 3e, 9e, 10e et 11e observations en fournissent des exemples. Mais, dans ces cas, il est remarquable que trois, quatre ou cinq jours avant l'apparition des phénomènes gangréneux, une cause particulière avait de nouveau donné lieu à une hémorrhagie, et que du sang s'était amassé dans la profondeur ou à la superficie de la plaie.

La présence de sang épanché en certaine quantité, ayant séjourné un certain temps dans la plaie, est donc la condition matérielle, la condition *sine quâ non* du développement de cette variété de gangrène. Cela ne veut pas dire qu'elle soit la seule ; car, à ce compte, un très grand nombre d'opérations sanglantes auraient presque inévitablement cette fâcheuse terminaison. Il est besoin, au contraire, pour

que ce résultat se produise, que les malades se trouvent sous d'autres influences que je ferai connaître,
et dont l'effet sur le sang amassé dans la plaie, imprime à ce liquide les modifications qui rendent son
contact si funeste aux tissus vivants.

Avant que des signes certains de gangrène aient
été reconnus, on peut, jusqu'à un certain point,
soupçonner l'imminence de son développement. Un
engorgement inaccoutumé se forme rapidement autour des parties opérées. Cet engorgement s'étend
dans tous les sens, est œdémateux aux limites de sa
circonférence ; il est ordinairement tendu, chaud et
douloureux au centre ; la plaie autour de laquelle il
a pris naissance (quand l'absence ou l'enlèvement de
l'appareil de pansement permettent de l'examiner),
est rouge livide, plombée, luisante ; rien n'y indique
l'établissement prochain de la suppuration ; ou si déjà
cette sécrétion morbide avait commencé, elle s'est
supprimée presque tout à coup. Le liquide qui s'en
écoule est séro-sanguinolent, sans odeur d'abord ;
ou bien il a une odeur fade ou légèrement ammoniacale ; il est rare que cette odeur ne soit pas déjà
très sensiblement fétide lorsque l'engorgement date
de plus d'un jour.

Le pouls, à cette époque, est surtout remarquable
par son accélération. Il n'y a, comme phénomènes
généraux, que des symptômes de réaction fébrile
d'autant plus prononcés que l'animal est d'une constitution plus forte et plus énergique. Cependant sur

7

les individus débilités par l'âge, les fatigues ou les mauvais soins, ces phénomènes généraux sont à peine sensibles; chez eux, il n'y a encore de saisissables que les symptômes locaux.

Que si, averti par ces premiers caractères, le praticien n'a pas, en enlevant avec soin tout ce qui se trouve de sang à la surface ou dans la profondeur de la plaie, et en appliquant un pansement approprié, prévenu l'aggravation des accidens, alors le mal fait des progrès dont la rapidité est quelquefois effrayante. La tuméfaction, de plus en plus chaude et douloureuse, envahit toute la région malade, puis les circonvoisines, au point d'en gêner considérablement ou empêcher tout à fait les mouvements : elle s'étend principalement vers les parties déclives où elle est plus œdémateuse. Le liquide qui s'écoule de la plaie, qu'on en fait sortir par la pression, ou qu'on en retire par un moyen quelconque, est roussâtre, brun ou bistre, d'une odeur putride plus ou moins prononcée. L'animal fuit avec anxiété le moindre attouchement ou seulement un semblant d'attouchement sur la partie malade; et l'exaltation de la sensibilité y est telle, que, par la position particulière qu'il lui donne, il semble qu'il cherche à la soustraire à une pression douloureuse qu'il y éprouverait incessamment. A cette époque, on observe une accélération notable dans le pouls qui ordinairement diminue de force et se serre. Les mouvements respiratoires sont plus pressés; il y a de l'agitation dans le flanc; les reins sont inflexibles; il y a quelque chose de grippé dans la face; un air de vive souffrance ou de malaise profond dans la physionomie, se décelant par la rétraction des lèvres et des ailes du nez, par l'expression alternativement morne ou brillante du regard. L'animal est tantôt abattu et comme absorbé, tantôt dans un état d'agitation presque continuelle; il y a parfois des soubresauts dans la région malade. L'appétit est nul; cependant il n'est pas rare de voir les chevaux à tempérament nerveux saisir convulsivement la paille ou le foin, les mâcher avec une espèce de fureur, et puis les laisser retomber au bout de quelques instants sans avoir cherché à les avaler. Pas de défécation. Il y a chaleur vive à la peau.

Tous ces symptômes existent ordinairement dès le deuxième ou troisième jour de l'apparition de l'engorgement. Ceux qui leur succèdent annoncent que déjà le mal a fait des progrès plus profonds et que l'infection gangréneuse commence à se généraliser. A ce moment, les phénomènes locaux n'ont plus qu'un intérêt secondaire : c'est l'économie tout entière qui est pénétrée par le poison morbide et en accuse la présence et les effets par les symptômes suivants qui sont caractéristiques :

Le pouls devient de plus en plus vite et s'amoindrit : au fur et à mesure qu'il perd de sa force; les battements du cœur deviennent plus sensibles et augmentent d'énergie; ils sont secs, bien dessinés, ne peuvent être sentis d'abord que par l'application de la main sur le côté gauche; mais plus tard, et progressivement, ils deviennent plus distincts et finissent par heurter si violemment la poitrine, qu'ils ébranlent visiblement le corps de l'animal à chaque contraction et peuvent être facilement entendus à quinze ou vingt pas de distance. Je le répète, cette énergie va croissant jusqu'aux derniers moments de l'animal; et, chose singulière, c'est quand le pouls est devenu inexplorable qu'elle a acquis son maximum d'intensité (1).

---

(1) Cette augmentation progressive dans la force des battements du cœur, correspondant à une diminution sensible et graduelle dans le développement du pouls dont l'accélération va croissant, s'observe presque invariablement, soit dans les maladies dans lesquelles les qualités du sang s'altèrent primitivement ou consécutivement sous l'influence de causes à action lente et continue; soit, et surtout, dans celles où l'altération de ce liquide est due à l'action presque instantanée de matières virulentes ou septiques quelconques introduites par voie d'injection ou d'absorption dans le torrent circulatoire. Ainsi, pour rester dans le cercle des maladies naturelles (qu'on me permette cette expression), on la remarque dans le cours des maladies charbonneuses caractérisées d'abord par l'apparition de tumeurs à la périphérie du corps; ainsi dans le cours et à la suite de longues suppurations; ainsi quand la gangrène locale s'étend au lieu de se circonscrire, et doit se terminer par la mort, etc...: dans tous ces cas, je regarde ce phénomène comme le premier indice de la généralisation des effets du poison morbide, et je l'attribue au commencement de l'altération du sang déjà plus ou moins infecté par ce poison. La suite de ce mémoire prouvera que cette dernière supposition n'est pas sans quelque fondement.

Pourrait-on expliquer cette augmentation si remarquable dans

Le moment où les battements du cœur commencent à se faire sentir, coïncide avec une augmentation remarquable dans la fétidité du liquide contenu dans la plaie ou qui s'en écoule. A cette époque l'engorgement local fait encore des progrès sur quelques sujets, reste stationnaire chez la plupart, éprouve

---

les battements du cœur, par l'impression particulière que doit percevoir cet organe à l'arrivée dans ses cavités d'un sang modifié dans ses qualités naturelles par son mélange avec le poison, et devenant de plus en plus excitant, ou même irritant, au fur et à mesure que la quantité du poison augmente? Ces battements plus forts (que ce soit la systole ou la diastole qui les constitue) ne seraient-ils pas une manifestation de la réaction du cœur au contact du sang altéré qui vient de le pénétrer tout à coup? Ce qui est constant, c'est que dans les cas à marche si rapide de tumeurs charbonneuse ou gangréneuse, c'est peu de temps, souvent même peu d'heures après qu'ils ont commencé à se faire sentir, mais toujours *après*, qu'il devient évident par d'autres symptômes que la maladie, toute locale d'abord, du moins en apparence, est devenue générale: ce qui est constant, c'est que dans les maladies à marche beaucoup plus lente, qui résultent dans nos animaux domestiques des résorptions purulentes, ils existent avec un caractère bien particulier longtemps avant qu'aucune autre modification fonctionnelle un peu frappante ait fait soupçonner l'infection de l'économie; ce qui est constant encore, c'est que ces battements augmentent au fur et à mesure que le poison morbide est versé plus abondamment dans le torrent circulatoire. Aussi ai-je depuis longtemps, à ma clinique, appelé l'attention des élèves sur ce symptôme qui m'a toujours été d'un grand secours pour le diagnostic et le pronostic des affections gangréneuses ou purulentes, si fréquentes dans nos hôpitaux.

un léger affaissement chez d'autres ; sur presque tous il est moins douloureux et moins chaud. La respiration s'accélère ; les mouvements des flancs sont courts, saccadés ; il y a des sueurs partielles, quelquefois des tremblements musculaires au grasset, en arrière de l'épaule, en avant du poitrail. Certains sujets ont des paroxysmes fébriles caractérisés par un frisson suivi de sueurs générales (huitième observation) ; chez d'autres, il se manifeste des symptômes cérébraux avec agitation violente, spasmes, envie de mordre, etc. (cinquième observation) ; le plus grand nombre tombe dans un état d'affaissement qui dure jusqu'à la mort presque sans interruption. Dans ce dernier cas, la tête est basse, l'œil terne et fixe, les paupières demi-fermées ; l'animal est, comme on le dit, au bout de sa longe ; il ne paraît pas entendre le bruit qu'on peut faire autour de lui ; il sent à peine les coups qu'on lui donne pour le faire tourner à droite ou à gauche ; il faut le pousser si on veut le faire changer de place ; il se couche rarement ; si on essaie de lui faire faire quelques pas, il se fait tirer par sa longe ; sa marche est nonchalante et incertaine ; il butte souvent pour peu que le terrain sur lequel il chemine soit inégal. Déjà, à cette époque, le flanc se creuse ; le corps s'amaigrit visiblement ; le poil est piqué ; les crins résistent moins aux efforts qu'on fait pour les arracher ; et même, sur les sujets naturellement affaiblis, ils cèdent à la plus légère traction.

Ces symptômes marquent, comme je l'ai dit, les

premiers effets de l'infection gangréneuse générale.

Après ce temps, la maladie marche vite, et tout annonce une mort prochaine et inévitable. Le pouls, dont l'accélération et la petitesse avaient été croissant, s'efface progressivement et devient inexplorable; tandis que les mouvements du cœur ont une telle violence, et parfois une telle précipitation, qu'ils sont souvent tumultueux. La respiration est confuse; les mouvements du flanc sont convulsifs et irréguliers; les extrémités et la surface du corps perdent leur chaleur naturelle; les sueurs, s'il y en a, sont froides; la faiblesse est extrême; c'est à peine si l'animal peut se tenir sur ses membres; il chancelle au moindre mouvement qu'il exécute; l'amaigrissement fait des progrès rapides; les crins ne tiennent presque plus, des mèches entières en sont arrachées sans effort; les muqueuses sont pâles ou d'un rouge livide. L'engorgement alors est considérablement affaissé, froid, indolent. Les plaies se sèchent, ou le peu de liquide qu'elles laissent échapper est séreux et a une odeur insupportable; souvent la peau est décollée à leur périphérie et tombe en gangrène à leurs bords.

Arrivés à cette période de la maladie, certains animaux vivent encore un jour entier dans un état d'insensibilité absolue, prêts à tomber à chaque instant, ne se soutenant sur les quatre membres qu'en les écartant automatiquement pour élargir leur base de sustentation, en même temps qu'ils appuient le menton sur le bord de la mangeoire et le corps sur le mur voisin.

Chez la plupart, la mort se fait moins attendre : l'animal se couche ou plutôt se laisse tomber comme une masse, fait quelquefois d'inutiles efforts pour se relever, agite presque continuellement les membres antérieurs et finit par mourir au milieu de ces pénibles convulsions.

Telle est, en général, la marche des accidents; telle est la succession ordinaire des symptômes dans ces sortes de cas. La durée en est toujours très courte. Le plus grand nombre des malades succombe du troisième au cinquième jour à compter de l'apparition des premiers symptômes gangréneux. Quelques uns meurent plutôt; peu résistent plus longtemps.

Dans tous les cas, si rapide qu'ait été la marche de la gangrène, elle offre dans son développement, comme on vient de le voir, trois temps bien distincts qu'il n'est pas sans importance pour la pratique de signaler ici.

Le *premier temps* est marqué par la série des symptômes locaux, tels que l'excessive douleur de la partie, le début de l'engorgement, l'odeur fade ou seulement un peu ammoniacale de la plaie ou du liquide qui s'en échappe, etc... La fièvre n'existe pas ou n'est que légère; le pouls et la respiration ne sont point gravement altérés; l'appétit n'a pas entièrement cessé. A cette période qui dure rarement plus d'un jour, l'affection est encore toute locale, et elle peut être arrêtée par l'enlèvement de la cause matérielle (le sang putréfié) qui la produit.

L'extension considérable de l'engorgement et l'odeur putride exhalée par la plaie, coïncidant avec plus de précipitation dans les mouvements respiratoires, avec une accélération notable dans le pouls qui devient petit et serré, avec l'augmentation progressive dans la force des battements du cœur et dans les phénomènes d'une violente réaction fébrile ou d'un commencement d'abattement, sont les caractères principaux qui marquent le début du *second temps*. A ce moment, le pronostic est des plus graves; une quantité plus ou moins considérable de matière putride ou d'ichor gangréneux a déjà été transportée par voie d'absorption dans la circulation générale: les chances de succès pour un traitement quelconque sont donc fort incertaines.

Enfin, le *troisième temps* est caractérisé par l'affaiblissement graduel de l'animal dont le pouls s'efface en même temps que les battements du cœur redoublent d'énergie, dont les crins sont facilement arrachés, dont les extrémités se refroidissent, dont l'anxiété devient de plus en plus profonde, etc. Je n'ai pas besoin de dire qu'à cette période qui est celle de l'infection générale, toute tentative de traitement serait infructueuse : la mort alors est inévitable et très prochaine.

Il est rare, quand le poumon est déjà le siége de lésions quelconques plus ou moins anciennes au moment où la gangrène locale se déclare, que ces lésions ne prennent pas très promptement le caractère gangréneux. Les première, septième, huitième, dixième et treizième observations en sont des preuves frappantes. En effet, le sujet de la septième observation toussait depuis deux mois quand on a pratiqué l'opération à la suite de laquelle la gangrène locale d'abord, puis la gangrène pulmonaire, se sont déclarées. Il en était de même du sujet de la treizième. Le cheval qui a fait le sujet de la huitième toussait, il est vrai, depuis moins longtemps lorsqu'il est arrivé aux infirmeries de l'école; mais le propriétaire a dit qu'il avait été traité antérieurement pour deux maladies de poitrine. Quant aux sujets des première et onzième, sur lesquels il ne fut donné aucun renseignement de cette nature, et qui ne présentaient à leur arrivée aucun symptôme apparent d'affection pulmonaire, l'autopsie a démontré évidemment des lésions anciennes dans la substance du poumon.

Dans ces cas de complication, on conçoit que la coexistence d'une maladie aussi grave qu'une pneumonie imprime quelques modifications à la marche ordinaire de la maladie principale; on conçoit que des symptômes particuliers doivent se produire : cependant on peut voir par les cinq observations où des faits de cette nature ont été consignés, que la physionomie générale de l'infection gangréneuse n'en a pas été sensiblement changée. Il y a eu quelques symptômes de plus; il n'y a eu aucun symptôme de moins.

Ce que je dois faire remarquer, c'est que, dans

quatre des sujets qui ont été affectés de pneumonie, cette maladie n'a pris le caractère gangréneux que le lendemain ou surlendemain du jour où ce caractère s'est déclaré dans la plaie point de départ de la gangrène. Il est vrai que dans le sujet de la huitième observation la gangrène locale a paru exister six ou sept jours au moins avant la gangrène pulmonaire : néanmoins, si on lit avec attention les détails de cette observation, on verra que ce n'est que le 29 janvier qu'a commencé autour de la plaie l'engorgement que nous avons signalé comme le premier indice de la tendance de la gangrène à se *généraliser* : or, c'est le 31 qu'a été manifestement reconnue dans l'air expiré, cette odeur fade particulière qui caractérise le début de la gangrène pulmonaire.

Il est donc de toute évidence que, dans tous ces cas, le développement de la gangrène dans le poumon a été la conséquence directe du développement de la gangrène dans la plaie extérieure ; et il est bien remarquable que le moment où la pneumonie prend un caractère gangréneux, est précisément celui où des symptômes certains indiquent que le poison gangréneux a commencé à être versé par l'absorption dans la circulation générale.

Autopsie.

—Sur tous les sujets, sans exception, on a trouvé au milieu des tissus ou à la surface des plaies d'où l'engorgement gangréneux avait procédé, *une notable quantité de sang dans un état complet de décomposition putride.* Sur les uns ce sang était à l'état de caillots noirs généralement ramollis ou diffluents; sur les autres à l'état de masses ou plaques fibrineuses, jaune terne, facile à écraser; sur d'autres, il se trouvait à l'état de liquide épais ou clair, de couleur rouge-brun ou bistre; sur beaucoup, il y avait à la fois des caillots noirs ou des paquets fibrineux, et une quantité plus ou moins considérable de sang liquide ou de sérosité sanguinolente altérés.

LE TISSU CELLULAIRE entourant ces matières putrides est infiltré à une profondeur et dans une étendue variables, mais toujours très grandes, de liquide séreux, ordinairement rougeâtre très près du foyer putrilagineux, jaune citrin partout ailleurs. On y rencontre assez souvent aussi des rougeurs ecchymotiques ou de l'injection capillaire. Je n'y ai jamais trouvé de pus.

L'état des MUSCLES qui environnent la plaie varie peu. Ceux qui forment ou avoisinent le plus ses parois sont généralement mous, faciles à déchirer, et d'un pâle jaune maculé de rouge terne livide. Ces caractères, mais beaucoup moins prononcés, se retrouvent dans les muscles de toute la région siége de l'engorgement, lorsque le foyer gangréneux a été un peu étendu.

Si j'ajoute que, dans quelques cas, la PEAU s'est décollée ou est tombée en gangrène autour ou sur les bords de la plaie, j'aurai indiqué tous les désordres observés dans ces circonstances sur la partie malade ou à son voisinage.

— Quant aux lésions profondes, elles ne sont ni aussi nombreuses ni aussi apparentes que l'intensité des symptômes et la terminaison si promptement funeste de la maladie pourraient le faire supposer.

Cœur. Dans quelques sujets, dans ceux surtout qui sont ouverts assez longtemps après la mort, une quantité plus ou moins considérable de liquide séro-sanguinolent est épanchée dans le *péricarde*. Dans certains cas aussi, des taches de sang, des piquetures sablées, ou une auréole rougeâtre accompagnent dans leur trajet les vaisseaux qui rampent dans les scissures spiroïdes et coronaires. Le *tissu musculeux* du cœur est toujours pâle, flasque, et se déchire avec la plus grande facilité : mais ses cavités ne se présentent jamais l'une et l'autre dans le même état :

Ventricule gauche. Le sang que renferme ce ventricule est généralement en moins grande quantité que celui contenu dans le ventricule droit : il est pris, ordinairement, en une petite masse dont la plus grande partie est du caillot blanc lamé sur l'une de ses faces d'une couche plus ou moins épaisse de caillot noir très peu consistant. D'autres fois il n'y a que du caillot noir ; rarement il s'y trouve du sang à l'état liquide. Dans aucun cas il ne m'a paru exhaler l'odeur de la gangrène.

Dans tous les sujets de mes observations sur lesquels le cœur a été ouvert, (et sur presque tous il l'a été), j'ai trouvé à la face interne du ventricule gauche des *ecchymoses* en quantité variable, ayant depuis la largeur d'une lentille jusqu'à celle d'une pièce de cinq francs ; existant par fois sur presque toute l'étendue de la face interne du ventricule, mais se trouvant le plus ordinairement sur les saillies formées par les colonnes charnues. Ces ecchymoses consistent dans des couches de sang pur, épanché et étalé entre la membrane interne du ventricule et son tissu musculeux qui s'en trouve quelquefois imprégné à une profondeur de un ou deux millimètres. Ces couches ont rarement plus d'épaisseur qu'une feuille de papier ordinaire ; cependant j'en ai vu dont cette dimension égalait celle d'une pièce de vingt sous. La membrane séreuse qui les recouvre est parfaitement saine (1).

---

(1) Si j'insiste autant sur la description de ces ecchymoses ventriculaires, c'est que, bien qu'elles se rencontrent très fréquemment dans les herbivores domestiques, on n'est pas bien fixé sur leur nature qui a été et est journellement encore méconnue par un grand nombre de vétérinaires. Les uns, en effet, les rapportent à l'inflammation des cavités du cœur ; d'autres les considèrent comme des taches gangréneuses ; ceux-ci les regardent comme des lésions particulières aux maladies typhoïdes ; ceux-là comme des effets caractéristiques de certains agents toxiques. Il est vrai qu'on remarque presque constamment ces ecchymoses dans les animaux qui ont succombé à des maladies charbonneuses, typhoïdes, gangréneuses, ou à la suite de l'administration de certains poisons : mais, par cela même qu'on les

Sur tous les points où ces ecchymoses manquent, la face interne du ventricule a sa couleur à peu près naturelle. Elle n'est rouge ou brune dans toute son étendue que dans les cas rares où le sang qu'elle renferme étant liquide et très foncé, on a laissé beaucoup de temps s'écouler avant de faire l'autopsie (6e observation).

Ventricule droit. Le sang contenu dans cette ca-

---

retrouve dans tous ces cas, il est évident qu'elles ne sont particulières à aucun d'eux.

Il est pourtant, je ne dis pas une maladie ni même un genre de maladie, mais un phénomène morbide, un symptôme commun à plusieurs maladies, dont la coïncidence avec ces ecchymoses est de nature à frapper tous les observateurs : je veux parler des battements du cœur quand ils se sont montrés avec une certaine violence dans le cours de l'affection, quelle qu'elle soit. En effet, dans les maladies que j'indiquais tout à l'heure comme celles à la suite desquelles tous les vétérinaires ont reconnu ces taches sanguines dans les ventricules, les battements énergiques du cœur sont signalés comme un des symptômes les plus constants. Y aurait-il donc entre ce symptôme et cette lésion un rapport de cause à effet? Ne pourrait-on pas regarder ces ecchymoses comme de véritables hémorrhagies résultant de la déchirure de quelques unes des fibres du tissu musculeux du cœur, déchirure produite elle-même par la violence extraordinaire des contractions de ce tissu? Pour ma part, je le crois. Il est remarquable, en effet, que c'est dans le ventricule gauche que ces ecchymoses ont lieu constamment; tandis qu'elles sont moins fréquentes et bien moins considérables dans le ventricule droit dont l'action est beaucoup moins énergique : il est remarquable aussi vité, indépendamment de ce qu'il est plus abondant et plus foncé en couleur, est toujours plus diffluent que dans le ventricule gauche. Je n'y ai jamais trouvé de caillot blanc. Tantôt il est pris en caillots noirs extrêmement mous ; tantôt il est tout à fait liquide et ressemble pour la consistance et la couleur à de la poix fondue. Dans quelque cas il a une odeur qui rappelle à un degré plus ou moins prononcé celle de la gangrène (11e, 16e et 20e observations.)

---

que, lorsqu'elles sont en petit nombre, elles existent aux points correspondants à l'insertion des colonnes charnues, là où les parois musculaires sont le plus épaisse et les plus puissantes ; et que, lorsqu'elles sont nombreuses, c'est à ces points que se trouvent les plus étendues. J'ajouterai, pour donner une nouvelle probabilité à mon opinion, que ces ecchymoses s'observent sur un grand nombre de chevaux qui, sans avoir été malades, ont succombé après avoir beaucoup souffert et s'être violemment débattus plusieurs heures avant leur mort : par exemple, les chevaux qui servent aux exercices opératoires de nos élèves, et qui meurent après avoir subi chacun pendant une journée entière plus de soixante opérations, la plupart longues et douloureuses. C'est pour la même raison, sans doute, qu'on ouvre peu de chevaux morts à la suite de coliques violentes ou d'affections vertigineuses, sans rencontrer des ecchymoses dans les grandes cavités du cœur.

Cependant, je me hâte de reconnaître que si dans certaines maladies (typhoïdes, gangréneuses etc.), ces ecchymoses sont plus constantes, plus nombreuses et plus étendues, cela ne dépend pas seulement de la violence des contractions du cœur ; mais aussi, et en même temps, d'une part, du plus de liquidité du sang ; d'autre part, de la plus grande mollesse du tissu du cœur si facile à déchirer dans ces maladies.

A moins que l'ouverture n'ait lieu immédiatement ou très peu d'heures après que l'animal a succombé, la face interne des cavités droites a, dans toute son étendue, une teinte rouge d'autant plus foncée qu'on s'éloigne davantage du moment de la mort. Que si on procède à l'autopsie une, deux ou trois heures seulement après, il est très rare, quel que soit l'état physique du sang, que cette coloration existe (2ᵉ, 3ᵉ, 7ᵉ, 9ᵉ, 12ᵉ, 16ᵉ et 20ᵉ observations.)

Il est facile de se convaincre, en détachant avec soin la membrane interne, que le tissu musculaire sous-jacent est parfaitement étranger à cette coloration; qu'il n'a été le siége d'aucune exsudation sanguine qui pourrait l'expliquer; que la séreuse seule est rouge; qu'elle l'est à peu près uniformément dans toute son étendue; qu'elle a son poli naturel; qu'elle n'est recouverte d'aucun produit de sécrétion morbide, et qu'elle n'a pas une épaisseur plus grande que dans l'état normal.

Les ecchymoses sont aussi rares dans le ventricule droit qu'elles sont fréquentes dans le gauche. On y en rencontre cependant quelquefois : dans ce cas, elles ne sont facilement apercevables que lorsque la face interne de cette cavité n'a point encore pris cette teinte rouge plus ou moins foncée dont il vient d'être question.

Artères. Je n'ai jamais rencontré dans le système artériel de lésions notables. Dans aucun cas le sang n'y a paru bien sensiblement altéré. Mais je dois avouer qu'il n'a pas autant fixé mon attention que celui des veines.

Veines.—**Sang veineux.**—Les altérations que j'ai observées dans le système veineux, se trouvaient principalement dans les gros troncs et leurs affluents les plus considérables. Soit qu'elles existassent sur la face interne des veines ou dans le sang que contenaient ces vaisseaux, on a pu remarquer qu'elles n'étaient ni constantes sur tous les individus, ni semblables d'intensité sur ceux qui les présentaient. Et, par exemple, la coloration de la face interne des veines, d'un rouge cramoisi dans plusieurs sujets, était rouge vif, rose ou normale sur d'autres, *suivant l'époque plus ou moins éloignée de la mort à laquelle l'autopsie avait lieu.* Sous ce rapport, les observations que j'ai faites à l'occasion de la rougeur de la face interne du ventricule droit sont ici parfaitement applicables. Je ne les répèterai donc pas (1).

----

(1) Il est hors de doute pour moi que cette coloration, qu'on l'ait observée dans le cœur ou dans les vaisseaux, est ici un phénomène purement physique, un effet de l'imbibition cadavérique, et non une lésion qu'on puisse rattacher à l'inflammation. Il suffirait, pour le prouver, de ce que je viens de dire de l'absence de toute rougeur dans le cœur et les veines quand on avait ouvert peu d'heures après la mort, et de l'existence d'une coloration d'autant plus foncée dans ces organes, qu'on avait tardé davantage à faire l'autopsie du cadavre. Je rappellerai pourtant, en complément de preuve, la remarque consignée dans la seizième observation, dans le sujet de laquelle une seule moitié de la face

Mais il s'est présenté, en ce qui regarde les veines, une particularité fort remarquable et que je crois digne de fixer l'attention : c'est que, suivant que la gangrène s'était développée sur une région antérieure ou postérieure, la coloration était sensiblement plus prononcée à l'intérieur des veines qui rapportaient le sang des parties antérieures ou postérieures du corps (1re, 4e, 5e, 13e et 16e observations); c'est que, lorsque le sang veineux exhalait une odeur de gangrène, cette odeur ne se remarquait que dans les veines afférentes de la partie gangrénée et dans les troncs où elles se dégorgent (1re, 5e, 11e, 13e, 16e et 20e observations); c'est que le sang était toujours notablement plus noir, plus diffluent, plus boueux,

---

interne de la veine-cave postérieure était colorée en rouge, la moitié gauche, parce que l'animal étant mort et resté plusieurs heures couché sur le côté gauche, elle seule avait été en rapport avec le sang qui ne remplissait que la moitié du diamètre de la veine. Et j'ajouterai, non plus pour le fait dont il est ici question, mais à propos de la coloration des veines en général, que sur un assez grand nombre de chevaux que j'ai ouverts et qui avaient succombé à différentes maladies, j'ai vu la face interne des veines marquée çà et là de taches rouges plus ou moins foncées, et ces taches répondre exactement à des parties de caillots rouges avec lesquelles elles étaient en rapport depuis plus ou moins longtemps : tandis que la même veine avait sa couleur naturelle partout où elle était en contact avec des caillots blancs ou avec elle-même. C'est là une observation que les vétérinaires peuvent faire très fréquemment.

dans celui des systèmes veineux qui rapportait le sang des parties désorganisées (1) (1re, 5°, 6°, 7°, 11°, 12, 13° et 16° observations). Les différences, sous ce dernier rapport, étaient si tranchées dans les deux arbres veineux, qu'on peut voir, en se reportant aux huit observations auxquelles je renvoie, que dans plusieurs des sujets qui les ont fournies, tandis que le sang était plus ou moins liquide ou poisseux dans la veine cave postérieure et souvent dans la plupart des veines qui s'y rendent, il était, soit entièrement, soit en partie coagulé dans la veine cave antérieure, et *vice versâ*. Il y a même eu cette particularité dans le sujet de la 7° observation, qui a succombé à une gangrène suite de castration, que le sang qui était poisseux dans la veine cave postérieure, présentait plusieurs caillots bien formés dans les veines mésentériques.

Il m'a été du reste facile, par un moyen fort simple, de démontrer clairement, 1° que le sang veineux avait réellement éprouvé des modifications dans ses qualités et propriétés physiques, et que ces modifications existaient principalement, sinon exclusivement, dans les branches et troncs veineux qui rap-

______

(1) C'est, je crois, à cet état particulier, à cette véritable dissolution du sang dans les veines ou troncs veineux charriant au cœur le sang puisé dans les parties gangrénés, qu'il faut attribuer la coloration plus prompte et plus foncée qu'on observe dans ces vaisseaux après la mort.

portaient au cœur le sang de la partie gangrénée ; 2° qu'il était raisonnable d'attribuer à cette modification dans les qualités du sang de certaines veines, la coloration plus prompte et plus intense de la face interne de ces vaisseaux ; 3° que cette coloration était un phénomène purement physique. Ce moyen est celui qu'ont employé MM. Trousseau et Rigot dans les belles expériences qu'ils ont faites à l'Ecole d'Alfort sur les colorations cadavériques des vaisseaux. Voici comment je le mettais en usage : je prenais deux morceaux de tissu artériel sur un cheval récemment mort et dans lequel ce tissu était à l'état normal; je plongeais l'un de ces morceaux dans le sang de la veine cave postérieure, l'autre dans le sang de la veine cave antérieure ; je les y laissais 12, 15 ou 20 minutes, et, ensuite, je les retirais et les lavais doucement sous un filet d'eau. La face interne du morceau plongé dans celle des veines dont le sang était altéré, conservait après le lavage une teinte rouge safranée d'autant plus prononcée que l'immersion avait duré plus longtemps; tandis qu'il suffisait du passage de l'eau, sans lavage, pour faire reprendre au morceau plongé dans la veine dont le sang n'était pas altéré, la couleur qu'il avait avant l'expérience.

RATE. La rate a été trouvée engorgée et surtout considérablement ramollie dans les sujets d'un très grand nombre d'observations : et il est remarquable que, presque constante, lorsque la gangrène a existé dans les parties postérieures du corps, cette lésion

a manqué assez souvent lorsque le siége de la gangrène se trouvait vers les régions antérieures. La
couleur extérieure de ce viscère, dans cet état, est
violet foncé ou bleu noirâtre ; il est d'une mollesse
remarquable. Si on l'incise, la matière renfermée dans
sa trame fibreuse en est facilement exprimée par un
léger grattage ; elle ressemble alors à du raisiné un
peu clair : ou bien même, il suffit d'une faible pression pour que cette matière s'écoule sous forme de
bouillie noire.

Je ne crois pas inutile de dire en passant, que cet
état de gonflement et de mollesse extrême de la rate,
est peut-être la lésion pathologique la plus constante
dans toutes les maladies où le sang est altéré, soit
primitivement, soit consécutivement (1).

____

(1) J'ai l'un des premiers, et depuis longtemps déjà, signalé
cet état particulier de la rate comme une des lésions qui ne manquent jamais dans les maladies typhoïdes ou charbonneuses, et,
en général, dans toutes celles où on s'accorde à reconnaitre que
le sang est plus ou moins profondément altéré. Voici l'exemple
d'un cas où la connaissance de cette vérité pathologique, m'a mis
à même d'empêcher un vétérinaire fort instruit de commettre une
grave erreur dans les conclusions d'un rapport dont il était
chargé comme expert.

Un marchand de chevaux des environs de Paris achète en foire
plusieurs chevaux qu'il fait partir le lendemain et ramener chez
lui par un de ses garçons. Ces chevaux font vingt-quatre lieues
en trois jours. A leur arrivée, le marchand les examine et s'aperçoit que l'un d'eux boite un peu et porte une petite tumeur en
bas du thorax, en dedans et en arrière du coude gauche. Le

A part les lésions et altérations que je viens de faire connaître, il n'y a plus rien de constant à l'au-

---

garçon ne s'est aperçu de rien ; il ne sait d'où elle peut provenir. Au bout de quatre heures, cette tumeur, qui était à peine du volume d'un gros œuf de poule quand le marchand l'a reconnue, avait presque le volume d'une tête d'homme et continuait à s'étendre. Il la regarde comme une tumeur charbonneuse, se hâte d'amener son cheval aux hôpitaux de l'école, et se met en règle contre son vendeur. La tumeur fait des progrès rapides en grosseur plutôt qu'en largeur, la fièvre se déclare et l'animal meurt trois jours après son entrée aux hôpitaux. M. Maillet est nommé expert par le tribunal pour constater la cause de la mort. Examen fait de la tumeur, et n'ayant rencontré dans les viscères abdominaux et thoraciques, aucune lésion qui pût expliquer la mort, ce vétérinaire en conclut que l'animal a succombé à une maladie charbonneuse ; et il faut convenir qu'en l'absence de toute autre lésion, la tumeur avait certains caractères qui pouvaient si non légitimer, du moins excuser jusqu'à un certain point cette croyance. J'arrive sur ces entrefaites dans la cour où se faisait l'autopsie ; et ayant su de M. Maillet l'opinion qu'il y avait puisée, j'examinai le cadavre. Mon attention se porta d'abord sur la *rate* : ne la voyant point altérée, j'exprimai mes doutes sur l'existence réelle d'une affection *charbonneuse*, et engageai M. Maillet à examiner de nouveau et avec plus d'attention les parties malades. L'épaule avait bien été détachée ; mais on n'avait point incisé le grand pectoral qui paraissait parfaitement sain. M. Maillet le fit enlever, et tout aussitôt il reconnut la cause de la tumeur. C'était une fracture récente des cinquième et sixième côtes sternales, à leur partie supérieure. Là était le point de départ de l'infiltration qui constituait l'engorgement et qui s'étendait dans le tissu cellulaire abondant et lâche qui se trouve entre l'épaule et la poitrine.

topsie des animaux qui ont succombé aux accidents gangréneux objet de ce mémoire. On ne trouve plus que quelques *ecchymoses* sous péritonéales et sous pleurales, lorsque la partie gangrénée avoisinait le péritoine ou la plèvre; quelquefois des *infiltrations sanguines et sanguinolentes des ganglions environnants; des auréoles rougeâtres ou livides autour et sur le trajet de quelques vaisseaux,* etc. Mais on n'observedan s aucun viscère principal rien de notable, aucune modification morbide se rattachant originairement et comme lésion immédiatement dépendante, à l'affection gangréneuse; rien qui explique par un état phlegmasique quelconque une mort aussi rapide.

Il est vrai que, sur quelques sujets, on a trouvé dans les poumons des désordres bien suffisants pour faire succomber très promptement les animaux chez lesquels ils existaient; mais il est évident pour moi, et il le sera sans doute pour ceux qui liront avec quelque attention les observations qui concernent ces animaux, que, sur eux, des lésions organiques pulmonaires préexistaient à la gangrène locale, qui a elle-même précédé la gangrène pulmonaire; qu'elles ne sauraient dès lors en être considérées ni comme un accident connexe, ni comme un effet; que si elles ont revêtu la forme gangréneuse, c'est qu'elles constituaient dans le poumon un point ou des points d'irritation, autour desquels le sang s'est infiltré avec d'autant plus d'abondance qu'il était rendu

plus fluide par le virus septique. Or, une inflammation franche ne pouvait se développer dans de pareilles conditions ; et il est arrivé ce que j'ai toujours
vu arriver lorsque des pneumonies existent ou se déclarent sur des herbivores placés sous l'influence ou
déjà affectés de maladies gangréneuses ou typhoïdes:
ces pneumonies ont pris très rapidement le caractère
gangréneux. La terminaison par gangrène peut et
doit donc seule être rapportée à l'affection qui nous
occupe ; mais la lésion primitive du poumon, cause
première, condition indispensable des désordres qui
y sont survenus, en était tout à fait indépendante, et
ne saurait s'y rattacher en aucune manière.

En résumé donc, s'il est vrai, comme je le crois, et
comme j'ai cherché à le démontrer, que les colorations plus ou moins foncées remarquées à la face interne des ventricules du cœur et des vaisseaux ne
soient ici qu'un effet de l'imbibition cadavérique,
l'autopsie n'a en réalité révélé de lésions *morbides*
principales que, 1° le *léger gonflement* et surtout le
ramollissement plus ou moins considérable de la
RATE qu'on a observés sur un grand nombre de
sujets ; 2° l'*altération particulière du* SANG, manifeste surtout dans les veines ou troncs veineux éma-
nant de la région malade, et même, sur beaucoup,
reconnaissable encore dans le ventricule droit du
cœur, bien que, dans cette cavité, le sang provenant
des parties gangrénées soit déjà mélangé à celui de
toutes les autres parties du corps.

Or, le genre de lésion de la rate que je viens d'indiquer n'ayant jamais été observé par moi dans les herbivores domestiques, que dans les maladies sporadiques ou enzootiques dans lesquelles l'altération du sang était manifeste, et qu'*après* que ce liquide avait évidemment subi dans son état normal des modifications profondes; n'ayant été signalé par la plupart des auteurs que dans de pareilles circonstances; n'ayant du reste été reconnu dans les observations rapportées dans ce mémoire que sur un certain nombre des animaux qui en font le sujet; n'en résulte-t-il pas qu'à la suite des accidents gangréneux que je viens de décrire, l'altération, et pourquoi ne le dirais-je pas, l'état *pathologique* du sang, a été, en tant que lésion profonde, le fait capital, essentiel, le seul fait constant mis en évidence par l'autopsie : la lésion de la rate, quand elle a existé, n'en ayant été qu'une conséquence morbide; la coloration des vaisseaux n'en ayant été qu'une conséquence cadavérique.

Cependant je m'empresse de le reconnaître; cette altération morbide du sang n'était pas *sensiblement* générale; elle n'était physiquement reconnaissable que dans les grosses veines ou dans les troncs veineux dans lesquels était versé le sang émané des parties gangrenées. Mais, là, elle était incontestable.

En effet, comment ne pas regarder comme une *altération morbide* les caractères présentés par le sang dans *toutes* les autopsies? Quelle autre raison qu'un effet *pathologique* pourrait expliquer cette coloration si noire, cette non coagulation, cette liquidité poisseuse constamment observée dans une partie notable de ce liquide, et toujours précisément dans les veines et troncs veineux situés du côté de la région malade dont ils charrient le sang; tandis qu'aucun de ces caractères n'existait dans les autres vaisseaux, ainsi que cela a été constaté dans les 1re, 4e, 5e, 6e, 7e, 11e, 12e, 13e et 16e observations?

A quelle autre cause attribuer cette odeur évidente de gangrène qu'exhalait sur quelques animaux le sang de certaines veines, et seulement encore des veines ou troncs veineux dans lesquels était versé le sang provenant des parties gangrenées (1re, 5e, 11e, 13e et 16e observations)?

Ne sont-ce pas aussi l'un des caractères de l'altération du sang, que ces ecchymoses qui ont été rencontrées sous les plèvres, sous le péritoine ou dans les poumons de plusieurs animaux; que ces auréoles livides, véritables transsudations, qui accompagnaient le trajet de certains vaisseaux?

Quelques personnes m'ont fait observer que ces différents phénomènes se rapportent également, et, dès lors, pourraient être tout aussi bien attribués à la putréfaction. Sans doute, tels sont aussi, ou à peu près, les effets de la putréfaction cadavérique! Mais, je le demande, serait-il raisonnablement possible de regarder comme résultat de la décomposition putride, des phénomènes observés *quelques heures* seulement après la mort ? Or, qu'on veuille bien se rappeler, entre autres faits, que les sujets de la plupart des observations que j'ai rapportées ont été ouverts le jour même où ils ont succombé ! Qu'on dise, par exemple, si la putréfaction a pu entrer pour quelque chose dans ce qui a été remarqué sur les sujets des 3ᵉ et 15ᵉ observations dont l'autopsie a eu lieu *une demi-heure* après la mort ? dans ceux des 2ᵉ et 7ᵉ, dont l'ouverture a été faite *une heure* après ; dans ceux des 9ᵉ, 12ᵉ et 16ᵉ, pour l'autopsie desquels on n'a pas tardé plus de *trois à quatre heures ?* Et, pourtant, on n'a pas oublié que dans cette dernière, dont le sujet était atteint d'une gangrène de la cuisse et ne fut ouvert que *trois heures* après sa mort, on fut frappé de l'odeur remarquable de gangrène qu'exhalait le sang contenu dans la veine cave postérieure, odeur qui se retrouvait même, bien que moins sensible, jusque dans les cavités droites du cœur.

Ce n'est donc pas la putréfaction qui a fait éprouver au sang les caractères particuliers, les altérations manifestes qu'il a présentées : le peu de temps qui s'est généralement écoulé entre la mort et l'autopsie suffirait déjà pour enlever même le doute à cet égard. Mais une autre réflexion, qui naît de l'observation des faits eux-mêmes, rend encore cette proposition plus évidente : si, en effet, les modifications éprouvées par le sang dans ses caractères physiques avaient été l'effet de la décomposition putride, pourquoi n'auraient-elles existé que dans certains vaisseaux et auraient-elles manqué complètement dans la plupart des autres? Pourquoi dans tels sujets était-ce le sang de la veine cave antérieure ou de l'une de ses affluentes, et dans tels autres celui de la veine cave postérieure? Et pourquoi, dans beaucoup, tandis que ce liquide était noir, plus ou moins dissous, et même quelquefois déjà odorant, dans une veine de la partie postérieure du corps ou dans le tronc dans lequel elle se rend, se présentait-il avec ses caractères de couleur et de coagulation ordinaires dans tout l'arbre veineux antérieur, et *vice versâ?*

Dira-t-on que c'est parce que le sang provenant des parties malades a des qualités particulières qui le rendent plus facilement et plus promptement putrescible? Mais alors, c'est admettre en d'autres termes ce que l'on prétend contester : car si le sang a des qualités nouvelles qui le rendent plus putrescible, c'est qu'il n'est plus dans son état normal ; c'est qu'il est altéré; or, l'altération, pendant la vie, d'un élément quelconque de l'organisation animale, c'est une *maladie.*

Comme on le voit, la raison des caractères particuliers que présente le sang dans ces circonstances, qui reste comme un problème insoluble quand on la cherche dans la putréfaction, se trouve bien facilement, bien naturellement, quand on admet, ce qui est si évident, que les modifications éprouvées par ce liquide sont dues à l'action d'un principe septique puisé par les veines de la partie gangrénée, au milieu ou à la surface des tissus où elles plongent, et versé par elles dans le torrent de la circulation.

Cette explication si naturelle, a, en outre, l'avantage d'être en rapport avec les symptômes généraux observés pendant la vie et de rendre raison de leur succession, de leur développement, de leur intensité progressive. Elle nous fait comprendre comment la maladie reste locale tant que ne s'est point encore opérée la désorganisation gangréneuse ; comment, aussitôt que celle-ci a commencé, quelques phénomènes généraux apparaissent sous l'influence du virus septique que l'absorption commence à verser dans l'économie ; pourquoi les premiers, les plus graves, les plus saillants de ces phénomènes se manifestent dans les actions circulatoires ; comment, dès que l'infection a commencé, l'absorption continuant à puiser et répandre le principe gangréneux, l'affection se généralise si rapidement et les symptômes prennent si vite un caractère aussi alarmant ; comment, enfin, la mort est si prochaine alors, et si inévitable ; et pourquoi les modifications éprouvées par le sang sont plus sensibles dans les veines, ou troncs veineux les plus voisins du siège de la maladie gangréneuse. Nous comprenons ainsi que c'est là un véritable empoisonnement, opéré par un agent incessamment et directement versé dans l'économie avec une abondance toujours croissante jusqu'au moment de la mort ; et nous nous expliquons rationnellement la puissance et la promptitude de ses effets ?

ÉTIOLOGIE.

Je l'ai dit ailleurs, et je le répète, ce qu'il y a eu de plus constant, de plus matériellement appréciable à l'autopsie de tous les animaux dont j'ai rapporté l'observation, c'est la présence au centre ou à la surface des tissus gangrénés de *caillots sanguins noirs et diffluents* ou de *masses fibrineuses ramollies ,* DANS UN ÉTAT COMPLET DE PUTRÉFACTION. On a vu aussi que, sur un grand nombre de ces animaux, cet état des caillots et de l'ichor sanguinolent dans lequel ils baignaient presque toujours, avait pu être reconnu pendant la vie au sein des parties, avant la manifestation d'aucun signe gangréneux dans leur intérieur, et alors qu'elles ne présentaient encore que les caractères d'une inflammation locale plus ou moins vive.

Ce n'était donc pas après le développement de la gangrène que le sang qui avait fourni ces caillots s'était épanché ; ce n'était donc pas non plus sous son influence qu'il s'était ainsi décomposé : évidemment, au contraire, dans tous ces cas, l'épanchement du sang avait eu lieu tout d'abord par suite d'une blessure ou d'une opération ; évidemment aussi sa putréfaction avait précédé la manifestation des phénomènes gangréneux. Or, cette circonstance est ici bien importante à constater dans l'intérêt et pour la démonstration de l'étiologie que je cherche à établir ; puisque, suivant moi, *c'est à la présence et à l'action de ce sang putréfié qu'il faut, dans tous ces cas, rapporter le développement de la gangrène.* Il me sera facile, je pense, de justifier cette proposition.

En thèse générale et dans les cas ordinaires, lorsqu'à la suite d'une opération, d'une blessure ou d'un accident quelconque, du sang s'amasse et séjourne en plus ou moins grande quantité dans la profondeur de la plaie qui en résulte, il donne lieu par sa présence à l'un des phénomènes suivants :

Ou bien, s'il est en très petite quantité et à l'abri du contact de l'air, il est promptement et presque entièrement repris par l'absorption ;

Ou bien, ce qui est plus fréquent, il ne tarde pas à se séparer en deux parties, dont une liquide qui sort de la plaie, ou est résorbée; l'autre, solide et fibrineuse qui adhère aux tissus, s'organise, et finit généralement par se confondre et s'identifier avec les parties environnantes ;

Ou bien, enfin, s'il n'est point absorbé et ne s'organise pas, des bourgeons charnus se forment dans la plaie, la suppuration s'y établit, et il est entraîné au dehors avec le pus.

Mais s'il arrive qu'aucun de ces phénomènes ne se produise; si le sang épanché n'est point résorbé; s'il séjourne dans la plaie sans s'y organiser, et sans que, pourtant, de la suppuration s'y développe et l'entraîne; alors il devra nécessairement subir les modifications qu'éprouve toute matière animale qui ne fait plus partie de l'organisation et n'est plus protégée par elle, il rentrera sous l'empire des lois physiques et chimiques, en un mot, il se putréfiera; et sa putréfaction sera d'autant plus prompte qu'il se trouve précisément dans toutes les conditions sous l'influence desquelles ce phénomène se produit le plus rapidement, l'air et la chaleur humides.

Ceci posé d'une manière générale, si nous nous reportons à ce qui s'est passé sur les sujets des observations qui servent de base à ce mémoire, il nous est facile de reconnaître que, dans tous, du sang s'est écoulé pendant ou immédiatement après une opération ou une blessure; qu'une certaine quantité en est restée plus ou moins profondément dans la plaie, y a séjourné sans qu'aucun travail d'organisation s'y manifeste, et n'a pas tardé à s'y putréfier. Nous reconnaissons encore sur ces animaux cet autre fait, que, pendant les quelques jours que la décomposition du sang a mis à s'opérer, aucun travail d'isolement ou d'élimination n'a eu lieu dans la plaie; de sorte que le tissu vulnéré s'est bientôt trouvé en contact immédiat avec les caillots et l'ichor arrivés au degré de putréfaction que nous avons constaté dans chaque observation.

En cet état de choses, il y avait donc parité de conditions entre ces animaux et ceux sous la peau ou dans l'épaisseur des tissus desquels on insère, dans un but expérimental, des matières animales, solides ou liquides, déjà putréfiées.

Y a-t-il eu parité dans les effets? On va en juger:

9

MM. Barthélemy aîné et Dupuy ont fait à l'école d'Alfort, chacun à une époque différente, des expériences assez nombreuses sur l'inoculation des matières putrides; et ils en ont consigné les résultats dans le compte rendu annuel des travaux de l'école. Voici ce qu'on y lit:

— « Il résulte des nouvelles expériences tentées par M. Barthélemy aîné :

1° . . . .

2° « Que des tranches de muscles coupées après un cheval de
» dissection et introduites, *lorsqu'elles commençaient à se pu-*
» *tréfier*, sous la peau de la fesse de deux chevaux, ont fait
» mourir l'un *quatre* jours, l'autre *cinq jours* après l'opération,
» quoique l'on n'ait mis que vingt grammes de cette chair dans
» la plaie du premier cheval, et deux grammes dans celle du
» second. (*Compte rendu des travaux de l'école d'Alfort*, no-
» vembre 1816.)

— Il résulte des expériences auxquelles s'est livré M. Dupuy,
« que des matières provenant d'animaux pleins de santé tués dans
» les boucheries, telles que du *sang* ou de la chair musculaire,
» introduites sous la peau de chevaux vigoureux, *après avoir été*
» *altérées à l'air*, ont déterminé des affections qui réunissaient
» tous les caractères des maladies charbonneuses et qui ont fait
» périr ces chevaux en *cinq* jours. A leur ouverture on a trouvé
» les lésions indiquées par les auteurs qui ont traité de ces ma-
» ladies. » (*Compte rendu des travaux de l'école d'Alfort*,
octobre 1818.)

Je le demande, à part les détails qui manquent, le résultat général n'est-il pas le même, ne s'est-il pas accompli dans le même espace de temps, sur les animaux sujets de ces expériences et sur ceux sujets

de mes observations? n'est-ce pas presque constamment quatre ou cinq jours après la manifestation des
caractères putrides dans le sang épanché, que ces
derniers animaux ont succombé; c'est à dire quatre
ou cinq jours après que ce sang s'est trouvé au degré
d'altération qu'avaient éprouvé, au moment de leur
inoculation, les matières qui ont servi aux expériences de MM. Barthélemy et Dupuy?

Il est regrettable que le cadre très restreint des
comptes rendus annuels des travaux des écoles vétérinaires, n'ait pas permis à ces deux expérimenta-
teurs d'entrer dans quelques détails sur la nature et la
succession des symptômes qu'ils ont dû observer pendant la durée de leurs expériences, non plus que sur
les lésions qu'ils ont rencontrées après la mort. Nous
y eussions sans doute retrouvé, sous ce double rapport, l'analogie que nous venons de montrer si frappante dans le point de départ des accidents gangréneux, leur durée, leur terminaison.

Cependant M. Dupuy a été plus explicite dans un
mémoire qu'il a publié en 1823 avec ce titre : « De
l'*affection gangréneuse* dans le cheval.» (*Nouvelle
Bibliothèque médicale*, t. 1ᵉʳ, p. 321.) Parmi les
expériences nombreuses dont la narration compose
ce travail, on en trouve quelques unes qui, ayant
consisté dans l'inoculation sous la peau ou l'injection
dans les veines de matières animales putréfiées, repro-
duisent sous le rapport de la marche des accidents
locaux, des symptômes généraux et de l'autopsie,

les principaux traits qui se remarquent dans mes observations.

Toutefois, il m'était trop facile de me convaincre par mes propres yeux, de la vérité de cette analogie; et, pour éclairer davantage le fait étiologique que j'ai entrepris de démontrer, il m'était trop important de le faire, pour que je n'aie pas répété moi-même ces expériences.

Donc, cinq chevaux affectés de la morve chronique, mais assez bien portants du reste, y ont été soumis. Sur trois, l'inoculation a été faite avec un décilitre de sang putréfié provenant d'animaux parfaitement sains; sur deux, je me suis servi de chair musculaire également putréfiée. Sur le premier, la matière de l'inoculation a été déposée sous la peau de l'encolure, région postérieure; sur le deuxième sous la peau correspondante aux ganglions de l'entrée de la poitrine; sur le troisième, sous la peau de la région costale gauche; sur le quatrième, sous la peau de la face interne de l'avant-bras droit; sur le cinquième, sous la peau de la face interne de la cuisse droite, région inguinale.

Le sujet de la troisième expérience a seul survécu; l'engorgement qui avait apparu autour de l'incision n'ayant point été très considérable, et la suppuration s'étant établie dans la plaie dès le quatrième jour.

Les quatre autres sont morts du quatrième au sixième jour. Eh bien, sur eux, le caractère des engorgements qui ont commencé dans la journée même

de l'inoculation, leur mode et leur rapidité d'accroissement, la nature et la succession des symptômes
généraux et surtout de ceux présentés par le cœur et
le pouls, la physionomie particulière des moments
qui ont précédé la mort, ont été si complètement
semblables à ce qu'on observe sur les animaux affectés des tumeurs gangréneuses que j'ai appelées
traumatiques et que j'ai décrites dans ce mémoire,
qu'il m'eût été impossible de dire, par le seul examen
de l'animal, si l'affection s'était spontanément ou avait
été artificiellement produite.

Les lésions cadavériques ont également présenté
la plus parfaite analogie : de l'infiltration séreuse jaunâtre et quelquefois roussâtre, constituant l'engorgement; un deliquium putride là où la matière de
l'inoculation avait été déposée; des taches sanguines
çà et là à la surface des poumons, sous la plèvre et
sous le péritoine; des ecchymoses dans le ventricule
gauche du cœur; les parois musculeuses de ce viscère
pâles et flasques; le sang contenu dans les veines
poisseux ou formé en caillots noirs peu consistants,
surtout du côté des inoculations: telles ont été, en
effet, les circonstances saillantes, je pourrais même
dire les seules circonstances remarquables des autopsies.

Je dois ajouter, et ceci vient corroborer les
considérations que j'ai développées précédemment
à l'occasion des rougeurs des vaisseaux, que j'a
profité de ces expériences pour constater de nou-

veau, et démontrer en même temps aux élèves, que la coloration de la face interne des vaisseaux et des cavités du cœur est bien véritablement, dans ces sortes d'affections, un effet purement cadavérique favorisé et rendu plus rapide par l'état particulier de dissolution du sang, et par la flaccidité des membranes qui facilite singulièrement leur imprégnation par la matière colorante. Ainsi :

Sur deux sujets ouverts, l'un aussitôt, l'autre deux heures après la mort, aucune trace de rougeur, pas la plus légère teinte rosée ne s'observait à l'intérieur d'aucune veine ou des ventricules du cœur.

Sur le troisième, qui fut ouvert au bout de huit heures et demie, les cavités droites du cœur et la portion thoracique de la veine-cave postérieure étaient remplies de sang très noir presque entièrement liquide, et leur membrane interne offrait une coloration rouge clair, uniforme dans toute son étendue. Cette coloration était rose pâle dans la portion abdominale qui fut trouvée à peu près vide de sang. Les cavités gauches et l'aorte avaient leur aspect naturel. (Il est bon d'observer que sur le sujet de cette observation, l'inoculation de matières putrides avait été faite à la face interne et supérieure de la cuisse.)

Enfin, sur le dernier cheval, dont l'autopsie ne fut faite que vingt-une heures après la mort, le sang veineux, partout dans un état de liquidité remarquable, ressemblait à de la poix fondue ; les cavités droites du cœur et la portion thoracique des veines caves, principalement de l'antérieure et de ses grosses affluentes, étaient colorées en rouge cramoisi très foncé. Les cavités gauches et le tronc aortique offraient une teinte rose vif qui ne s'étendait pas dans les divisions de ce tronc.

L'analogie est donc aussi complète que possible sur tous les points ; ou plutôt c'est une seule et même affection dont la cause est évidemment et matériellement la même : seulement, dans un cas la matière putride a été déposée expérimentalement sur telle ou telle partie du corps ; dans l'autre elle s'y est produite naturellement si je puis m'exprimer ainsi.

Je ne veux plus ajouter qu'un trait à ce parallèle. Dans le courant de l'année dernière (1839) M. Henry Bouley ayant inoculé du sang putréfié sous la peau d'un vieux cheval très maigre, l'animal mourut au bout de six jours, après avoir présenté tous les symptômes d'une *pneumonie gangréneuse*. L'ouverture nous fit reconnaître au milieu de la désorganisation gangréneuse du poumon, plusieurs masses tuberculeuses d'origine bien évidemment antérieure à l'expérience.

En résumé, il résulte assez clairement, ce me semble, de tout ce qui précède, qu'en ce qui regarde les faits particuliers consignés dans ce mémoire, la cause déterminante des accidents gangréneux a été la présence de sang *putréfié* au milieu des parties qui les ont éprouvés ; et on peut en déduire en principe cette proposition générale :

Le sang qui s'écoule d'une plaie après une opé-
ration, qui s'y amasse, qui y séjourne assez long-
temps, peut s'y putréfier s'il se trouve soumis à
toutes les influences physiques qui font développer
la putréfaction ; et, par suite, peuvent se produire
les phénomènes morbides que l'on observe après
l'inoculation sur des animaux bien portants de
matières animales déjà putréfiées.

Au surplus, je dois dire, pour être juste, que cette
proposition n'a ici de nouveau que sa généralisation :
l'idée qui lui sert de base et qu'elle exprime **avait**
déjà été indiquée, bien qu'incidemment et dans un cas
spécial, par d'autres vétérinaires. Ainsi, dans l'excel-
lent travail publié en 1829 par M. Girard sur la *cla-*
velée du mouton, on lit le passage suivant :

« Quelques personnes attribuent le développement des *tu-*
» *meurs gangréneuses* qui surviennent après l'inoculation du
» claveau, aux piqûres trop profondes que l'on pratique en exé-
» cutant cette opération. Cette remarque n'est point exacte. Nous
» nous sommes assuré, par des expériences, que ces sortes
» d'accidents se déclarent aussi bien à la suite des incisions lé-
» gères que lorsque ces incisions sont profondes *et qu'il y a*
» *effusion de sang......*

» L'observation clinique démontre que ces tumeurs sont gé-
» néralement plus fréquentes à la suite du claveau inoculé *dans*
» *le temps des fortes chaleurs de l'été*, lorsque les animaux sont
» maintenus renfermés dans des bergeries basses, peu aérées et
» *mal saines.*

» Les expériences nombreuses et variées faites à cette école
» prouvent que l'on peut développer dans le cheval et autres
» animaux de semblables tumeurs, *en inoculant une matière*

» *animale qui a subi un certain degré d'altération ;* elles
» prouvent que toutes les substances putrides ont un principe de
» contagion, et que leur inoculation sur des individus vivants
» peut avoir de pareils résultats. L'on sait aussi que l'inoculation
» claveleuse occasionne souvent ces sortes d'accidents sans faire
« naître la claveléc. N'est-on pas en droit de conclure de ces
» faits, *que la matière animale insérée est le vrai germe des*
» *tumeurs dont il s'agit,* et que leur développement est indé-
» pendant du virus claveleux ? »

MM. Girard et Dupuy émettent une opinion semblable sur la cause des *tumeurs gangréneuses* que
produisait sur quelques bêtes à cornes l'inoculation
de matières animales provenant des bœufs affectés
du typhus épizootique de 1814. Voici comment s'ex-
priment ces deux auteurs :

« Nous ferons aussi remarquer que ce mode d'insertion du
» virus (inoculation sous la peau au moyen d'un ruban en forme
» de séton) occasionne souvent des *tumeurs gangréneuses*
» fort dangereuses et développe ainsi une affection autre que
» celle qu'on se propose d'établir. Ces productions *gangréneuses,*
» que l'on considère fréquemment comme de vrais charbons, ne
» doivent point être attribuées au principe virulent susceptible de
» transmettre l'épizootie, mais bien *à un état particulier de dé-*
» *composition de la matière inoculée.* »

— La proposition que je viens de formuler et qui
résume toutes les considérations d'étiologie qui la
précèdent, une fois démontrée et admise, implique
évidemment la suivante qui s'en déduit comme une
conséquence rigoureuse, et qu'on peut énoncer en
ces termes comme en étant un véritable corollaire :

Le danger du séjour sous la peau ou dans les

tissus, du sang qui s'écoule d'une plaie, est d'autant plus grand et plus prochain 1° qu'au moment où cette plaie est produite, et par suite d'une cause quelconque, l'animal a déjà éprouvé dans sa nature des modifications morbides qui rendent ce liquide susceptible de se putréfier plus promptement.

2° Que, bien que parfaitement sain au moment où il vient d'être blessé ou opéré, l'animal se trouve plongé, immédiatement après, dans une atmosphère dont la chaleur humide et surtout l'altération miasmatique accélèrent la putréfaction.

S'il était besoin de beaucoup de preuves à la première partie de cette proposition, je les trouverais nombreuses et convaincantes dans l'histoire de la plupart des épizooties typhoïdes dites *putrides* qui, à diverses époques, ont causé sur les bestiaux de si effrayants ravages.

Ainsi, pour ne citer que quelques exemples, Desplas, qui étudia et décrivit avec tant de soins une épizootie qui régna en 1786 sur les bœufs de la province de Quercy, observe-t-il, en parlant du traitement, « qu'il est à remarquer qu'un grand nombre d'ani-
» maux sur lesquels on plaça des sétons, éprouvèrent
» sur la partie même, au bout de quatre, six, huit,
» dix ou douze heures, des tumeurs qu'il appelle
» *charbonneuses* » (1).

----

(1) Je sais bien que, dans certains cas, il y a quelque chose de plus immédiatement dépendant de l'essence même de la ma-

Ainsi, dans le *Dictionnaire de médecine vétéri-naire* de d'Arboval, l'un des auteurs qui ait le plus complètement résumé tout ce qui a été écrit dans la science vétérinaire, on lit à l'article *Typhus* :

« Il arrive souvent que l'irritation que déterminent
» les sétons pendant la période de l'accroissement
» ou avant le déclin de ces maladies, provoque le
» développement de certaines tumeurs très rappro-
» chées par leur nature de celles qu'on appelle char-
» bonneuses. Cet effet se produit même dans de
» simples maladies sporadiques ou même dans des
» maladies externes. »

Il est évident que ces tumeurs que d'Arboval n'ose pas appeler *charbonneuses*, qu'il n'a considérées que comme *se rapprochant* de la nature du charbon, que comme *une sorte* de charbon *accidentel*, ne sont autre chose que les tumeurs gangréneuses que j'ai décrites dans ce mémoire.

Plus loin, en effet, le même auteur, en rappor-

---

ladie dans le développement de ces tumeurs ; dans le cas, par exemple de maladie *charbonneuse*. Mais il n'en est pas moins vrai que, dans cette circonstance encore, les accidents tumoraux, quand ils sont la suite d'un séton, sont plus graves et marchent plus rapidement que lorsqu'ils sont produits par une cause qui, ne donnant point accès à l'air dans l'intérieur de l'engorgement, ne rend pas imminente la putréfaction des liquides épanchés. De là, malgré l'opinion si imposante de Gilbert, la réserve d'un grand nombre de praticiens dans l'emploi des sétons comme moyen curatif des affections charbonneuses.

tant le résultat de ses propres observations sur le *typhus contagieux épizootique* qu'il observa en grand dans les désastreuses années de 1814 et 1815, déclare « que les sétons placés au début de la ma-
» ladie augmentaient la fréquence du pouls, la cha-
» leur de la peau, et devenaient même le siège d'une
» leucophlegmasie partielle ou d'une *tuméfaction*
» *gangréneuse* ».

A l'article *Gangrène* du même ouvrage, on lit :
« Les sétons et trochisques divers appliqués à contre-
» temps dans les circonstances d'épizooties ty-
» phoïdes, donnent lieu à des enflures, à des infil-
» trations *qui deviennent énormes et passent aisé-*
» *ment à la gangrène.* »

Et plus loin :

« La *gangrène* qui succède à l'inflammation'(1)
» causée par la présence d'un séton pratiqué mal à
» propos dans les leucophlegmasies, certains phleg-
» mons et quelques maladies épizootiques, présente
» des phénomènes particuliers. Ce séton ne déter-
» mine que peu ou point de douleur; bien qu'animé
» par des cantharides, il n'évacue que de la sérosité

---

(1) On remarquera dans ce passage une singulière contradic-
tion : suivant l'auteur, c'est à l'*inflammation*, suite de l'application du séton, qu'il faudrait, dans les cas qu'il cite, attribuer
la *gangrène*; et cependant, trois lignes plus bas, il déclare avec
raison que, dans ces sortes de cas, les sétons, même animés par
des cantharides, *ne déterminent que peu ou point de douleur.*

» et point de pus ; mais le *troisième ou le quatrième*
» *jour*, l'enflure que sa présence occasionne prend
» le caractère *gangréneux*, et *elle devient enorme*
» *en deux ou trois jours*. Il en est de même des
» trochisques introduits sous la peau dans des cir-
» constances semblables (1).

M. le professeur Vatel, dans son *Traité de médecine opératoire*, confirme en d'autres termes ce
que d'Arboval a avancé dans l'ouvrage précité. Voici
comment s'exprime ce vétérinaire : « Les sétons, sui-
» vant plusieurs auteurs, ne peuvent jamais faire de
» mal. Néanmoins, dans les *gastro-entérites* avec
» faiblesse des organes locomoteurs (2), leur usage
» est très dangereux ; et, alors même que celle-ci
» n'existe pas, il n'est pas rare de voir les sétons
» produire des engorgements *charbonneux* (3) qui

---

(1) Il y a, comme on le voit, la plus grande ressemblance
entre la marche de ces tumeurs et celle des engorgements que j'ai
décrits dans ce mémoire. C'est vers le *troisième* ou *quatrième
jour* après la blessure ou l'opération, que commencent à se manifester les caractères gangréneux ; et c'est *deux* ou *trois jours*
après la manifestation de ces caractères que l'engorgement qui
les accompagne a atteint son maximum de développement.

(2) Je dois faire observer que les théories de la médecine dite
physiologique, régnaient dans toute leur force en médecine vétérinaire à l'époque à laquelle M. Vatel composait le traité auquel
j'emprunte ce passage. Les maladies, jusque-là appelées *typhoïdes*
ou *putrides*, s'appelaient alors *gastro-entérites avec faiblesse
des organes locomoteurs*.

(3) On ne trouve que trop souvent, dans les ouvrages vétéri-

» occasionnent la perte des malades du *troisième au*
» *cinquième jour.*

Enfin, et pour citer une époque plus rapprochée de nous, je rappellerai ce qui a été observé dans un grand nombre de départements et signalé par la plupart des vétérinaires lors de l'épizootie qui régna sur les chevaux en 1825. Des *engorgements gangréneux* énormes et presque toujours mortels étaient si souvent la suite de l'application des sétons, que la plupart des praticiens furent obligés de renoncer à leur emploi.

Or, quand on se rappelle qu'un des caractères communs aux affections dites *putrides* ou typhoïdes est la promptitude avec laquelle se décomposent les cadavres des animaux qui y ont succombé; quand on fait attention que c'est surtout à la putrescibilité particulière des humeurs, et notamment du sang, qu'est due cette rapide décomposition; quand on sait que l'application des sétons dans ces sortes de cas est souvent suivie d'un écoulement sanguin si abondant, qu'on est quelquefois obligé d'avoir recours au tamponnement pour l'arrêter; on s'explique que cette opération si simple puisse être si souvent suivie du développement d'engorgements gangréneux. Il

---

naires, les mots *charbonneux* et *gangréneux* employés indistinctement pour désigner les engorgements circonscrits, fréquemment mortels, qui ont pour caractère principal la rapidité de leur développement.

doit arriver en effet, bien fréquemment, qu'une quantité plus ou moins considérable du sang qui s'est écoulé, s'arrête et séjourne sous la peau dans le trajet du séton. Est-il donc surprenant que, putrescible comme nous avons reconnu qu'il l'était, il s'y décompose rapidement et donne lieu ainsi à l'ensemble des phénomènes gangréneux qui se produisent par la présence et l'action du sang putréfié?

Enfin, c'est encore parce que le sang est moins coagulable, c'est parce qu'il est plus *pauvre* dans les animaux mollement constitués ou épuisés par de trop rudes travaux, que, dans les conditions ordinaires, la variété de la *gangrène traumatique* que j'ai décrite dans ce mémoire est, sur eux, beaucoup plus fréquente que sur les sujets forts et robustes dont la santé n'a jamais reçu de sérieuses atteintes.

Mais si ces derniers animaux sont, par eux-mêmes, moins exposés à cette nature d'accidents à la suite des opérations sanglantes, parce que chez eux les qualités du sang le rendent plus organisable et dès lors moins putrescible, ce n'est pas à dire pour cela qu'ils en soient à l'abri dans toutes les circonstances. Le sang à la surface ou dans la profondeur d'une plaie ne se putréfie pas seulement à raison de ses qualités particulières au moment où il s'est écoulé; sa décomposition, comme celle de toutes les matières animales, se produit encore sous l'influence des propriétés plus ou moins altérantes de l'atmosphère dans laquelle l'animal est plongé. On sait, par exemple, que de deux portions de muscles prises immédiatement après la mort, l'une sur un animal qui a succombé à une affection typhoïde, l'autre sur un animal mort à la suite d'une cause violente quelconque, mais parfaitement sain du reste, la première se putréfiera beaucoup plus promptement que l'autre, si on les place toutes deux dans les mêmes conditions atmosphériques. Que si, au contraire, au lieu d'exposer ces deux lambeaux musculaires dans un même lieu, on plonge le premier dans un air sec et chaud et le second dans un air chaud et humide, il se pourra faire que la décomposition putride se produise aussi vite sur tous les deux, si même elle n'a lieu plus promptement sur le second. Ce dernier effet est encore plus manifeste et plus prompt si cet air chaud et humide est en même temps altéré par des miasmes comme cela a lieu dans les localités où des animaux, et surtout des animaux malades, sont habituellement réunis en grand nombre.

Or, il en est de même pour le sang épanché dans les plaies à la suite d'une blessure ou d'une opération. Deux circonstances peuvent en produire et accélérer la décomposition : ou bien une modification morbide qui, en altérant ses qualités, le rend plus putrescible; ou bien une action particulière, l'action putréfiante bien connue d'un air chaud, humide et plus ou moins vicié par des miasmes. Cette dernière circonstance explique pourquoi l'on voit quelquefois des accidents gangréneux compliquer des solutions

de continuité récentes, sur des animaux que leur
bonne constitution semblait devoir en préserver, lorsque ces animaux sont placés pendant leur traitement
dans des écuries chaudes et humides, dans celles
surtout dont l'air est altéré par des exhalaisons mias-
matiques sans cesse renaissantes : telles sont, par
exemple, les grandes infirmeries vétérinaires qui
sont constamment remplies de malades atteints d'affections catarrhales, de plaies abondamment suppurantes, etc. Il est facile de comprendre maintenant
pourquoi j'ai pu observer si fréquemment la gangrène
traumatique dans les hôpitaux de l'école, même
sur des chevaux d'une constitution forte et vigoureuse (1); tandis qu'elle se rencontre plus rarement

---

(1) Une circonstance particulière a puissamment contribué à
rendre malsaines les écuries affectées aux infirmeries de l'école. Il
ne se trouve aucun endroit couvert à l'extérieur et au voisinage
de ces localités, pour y abriter les chevaux et donner ainsi la possi-
bilité de les sortir et de faire au dehors les pansements des plaies
suppurantes. Il faut donc, et il faudra encore quelque temps, jusqu'à ce qu'on ait réparé cette grave omission, panser les plaies,
faire prendre les bains de pied, pratiquer beaucoup de petites
opérations à l'intérieur même des écuries, toutes les fois que le
temps est trop froid ou trop pluvieux pour permettre de conduire
les animaux au dehors. D'un autre côté, et par suite d'une nouvelle imprévoyance, on n'a ménagé aucun moyen d'éviation
pour les eaux chargées de sang, de pus, et autres matières animales qui proviennent du nettoyage journalier des hôpitaux : on
est obligé, pour empêcher ces eaux de faire mare, de les jeter et
étaler sur le sol extérieur où elles entretiennent des exhalai-

10

sur les animaux qui sont traités dans les écuries de leurs propriétaires, ou soignés dans des infirmeries moins souvent et moins complètement remplies que les nôtres.

Je n'ai pas besoin de dire, je pense, que les accidents du genre de ceux que je signale sont plus à redouter et marchent plus vite lorsque les animaux blessés ou opérés se trouvent sous l'influence de la double circonstance d'une mauvaise constitution et d'un air altéré.

---

sons qui sont loin d'être favorables à la salubrité. Aussi, le professeur de clinique qui m'a précédé et moi, avons-nous, entre autres conséquences de cet état de choses, remarqué assez souvent des accidents typhoïdes dans des animaux affectés de maladies internes que tout annonçait devoir être fort bénignes, et des accidents gangréneux à la suite de lésions chirurgicales qui eussent été fort simples et promptement guéries dans d'autres circonstances hygiéniques.

Depuis que j'ai l'honneur de diriger l'école d'Alfort, j'ai appelé avec instance l'attention de l'administration supérieure sur la nécessité de remédier à un mal aussi déplorable dans une école vétérinaire; et je suis heureux de pouvoir dire que des dispositions sont prises en ce moment pour y apporter un prompt remède. En attendant, j'ai prescrit le pansement en dehors des écuries, de tous les animaux affectés de plaies suppurantes ou d'affections nécessitant un lavage quelconque; j'ai ordonné d'en nettoyer souvent le sol à grande eau, de les aérer largement et fréquemment; j'ai fait faire tous les quinze jours d'abondantes fumigations guytonniennes; et, depuis, j'ai eu beaucoup moins souvent à remédier aux complications de la nature de celles que je viens de signaler.

De tout ce qui précède, il me serait possible, assurément, de conclure à la vérité de l'étiologie que j'as-
signe à la plupart des cas de gangrène traumatique.
En présence des faits que j'ai rapportés et des raisonnements qui s'y appliquent et s'en déduisent si naturellement, il me semble difficile de révoquer en doute
que la putréfaction du sang épanché dans les plaies
a été la cause immédiate des phénomènes gangréneux
qui s'y sont développés. Mais le sujet me paraît
avoir trop d'importance, pour que je n'essaie pas de
justifier et de faire partager mon opinion sur ce point
de pathogénie, par tous les genres de preuves dont
une longue suite d'observations m'a mis à même de
disposer.

J'ai dit, et je viens de répéter, que la décomposition putride d'une certaine quantité de sang épanché
avait été, dans tous les cas que j'ai rapportés, la
cause nécessaire et le point de départ de la gangrène
locale; et que c'était celle-ci qui, en infectant le sang
par l'absorption, avait occasionné la mort : ce qui
revient à dire

1° Que s'il n'y avait pas eu de putréfaction de ce
sang il n'y aurait pas eu de gangrène;

2° Que si, aussitôt que le sang épanché avait commencé à se putréfier, il avait été entièrement enlevé
de la plaie, la gangrène ne se serait pas développée.

Or, c'est précisément cette démonstration qu'il
me reste à faire pour compléter ce mémoire; et j'es-
père la rendre assez frappante par l'exposition suc-

cincte de quelques uns des faits que j'ai recucillis, pour ne plus laisser subsister aucun doute sur cette partie de l'histoire de la gangrène que j'ai essayé de traiter.

Citons d'abord les faits, nous en ferons ressortir ensuite les enseignements qu'ils renferment.

DIX-HUITIÈME OBSERVATION.

GANGRÈNE, *suite d'un épanchement sanguin dans le tissu cellulaire de l'encolure.—Mort de l'animal.—*FIBRINE ALTÉRÉE *trouvée dans la tumeur qui constituait l'épanchement.*

Cheval blanc, propre au cabriolet, de 8 ans, de bonne constitution, appartenant à M. Matard père, propriétaire à Villeneuve-Saint-Georges.

Etat du cheval lors de son entrée aux hôpitaux de l'Ecole le 15 juillet 1836. Un léger engorgement peu chaud et peu douloureux entoure le point où a été pratiquée une saignée à la jugulaire. Le cordon que forme ordinairement cette veine au dessus de la saignée, dans ces sortes de cas, est à peine sensible. L'ouverture faite par le phlébotome est l'orifice d'une fistule qui a au plus un demi-pouce de profondeur. Le liquide qui s'en écoule est peu abondant et séro-purulent. L'animal est gai, a de l'appétit et de l'embonpoint. — *Pronostic* favorable.

Traitement. Applications fondantes sur l'engorgement; diète sévère d'aliments fibreux et d'avoine pour éviter la mastication. on retourne l'animal dans sa stalle et on l'attache à deux longes pour l'empêcher de se frotter; ces sortes d'affections s'accompagnant toujours à cette période de beaucoup de prurit.

Du 16 au 20 rien de notable; si ce n'est de l'infiltration au dessous de l'engorgement, produite par les applications fondantes qu'on y a faites. (On donne pour nourriture des carottes et de l'avoine cuite.)

Le 28, il n'y a presque plus rien. La plaie se rétrécit et se dessèche; l'engorgement est à peine sensible; il n'y a plus d'induration ni de douleur sur le trajet de la veine. L'animal mange depuis deux jours une ration ordinaire. J'ordonne qu'on invite le propriétaire à venir le retirer des hôpitaux.

Le 30 au matin, une tumeur circonscrite qui s'est formée pendant la nuit sans qu'on puisse en reconnaître la cause, est remarquée à quatre pouces au dessous de l'orifice de la fistule. Cette tumeur est peu chaude et peu douloureuse. Elle est œdémateuse à sa partie inférieure; elle fléchit sous le doigt à une forte pression dans tous les points de son étendue. Rien n'annonce qu'elle renferme du pus. Je la fais recouvrir d'un mélange de térébenthine et de sublimé corrosif pour en obtenir la fonte ou la suppuration.

Le 2 août, il n'y a qu'un affaissement partiel de la tumeur. Elle est maintenant indurée, sans élasticité aucune.

Le 3, M. Maillet, mon chef de service, ayant remarqué qu'il s'écoulait un liquide séro-purulent par la fistule, la sonda et parvint avec la sonde en plomb jusqu'au noyau de la tumeur, sans pouvoir pénétrer dans son épaisseur. Ayant pris une sonde en fer un peu forte, il força en appuyant sur la résistance qu'il rencontrait, et arriva dans une cavité dont il s'échappa un verre à peu près de sérosité fortement sanguinolente quand on retira la sonde. Il s'assura que la fistule était en dehors de la veine, et il y passa une mèche qu'il fit sortir par une contr'ouverture pratiquée au point le plus déclive de la cavité. Mais cette contr'ouverture ayant à peine la largeur suffisante pour le passage de la mèche d'étoupes qui l'obstruait complètement, je l'agrandis à ma visite du 5.

Le 6, l'engorgement a augmenté : il est chaud, très douloureux et œdémateux; l'œdème s'étend en haut jusqu'à la gorge, en bas jusqu'au poitrail, et efface complètement la gouttière de l'encolure du côté malade. (Embrocations de pommade de peuplier ; renouvellement de la mèche ; injections chlorurées par l'ouverture supérieure ; diète sévère.)

Le 7, l'engorgement a fait de nouveaux progrès. L'animal ne peut plus fléchir l'encolure dans aucun sens ; il respire très difficilement. Depuis la veille au matin il a refusé toute nourriture. L'œdème qui s'est étalé sous la ganache, même du côté gauche, empêche d'explorer le pouls. Les battements du cœur commencent à se faire sentir avec une certaine force. Les crins tiennent bien encore. Le liquide qui s'écoule des ouvertures de la mèche est rougeâtre et fétide, mais en très petite quantité. (J'ordonne qu'on parsème toute l'étendue de l'œdème de pointes de feu pénétrantes. Injections chlorurées fréquentes.) A 10 heures du soir, la difficulté de la respiration est augmentée. Les conjonctives sont rouges et leurs vaisseaux gonflés. Il y a imminence d'asphyxie. L'œdème est plus considérable, toujours chaud, mais presque plus douloureux. (Scarifications profondes dans l'engorgement qu'on presse ensuite pour en exprimer le plus possible de sérosité. L'état des parties rend la trachéotomie impossible.)

Le 8, à 5 heures du matin, mort de l'animal avec tous les symptômes de l'asphyxie.

Autopsie le même jour à 10 heures du matin (5 heures après la mort). Les muscles de l'encolure sont infiltrés de sérosité jaunâtre, de même que le tissu cellulaire sous-cutané et intermusculaire de la même région. On voit peu de sang en nature dans toutes ces parties ; mais la sérosité dans laquelle elles baignent paraît très riche en matériaux concrescibles, car elle se prend facilement en gelée à l'air libre. Les lymphatiques très gros qui accompagnent la carotide sont distendus par un liquide clair qui les rend très apparents.

Les ganglions de l'entrée du thorax sont gonflés, imprégnés de fluide séro-sanguinolent, plus rouges et plus friables que dans l'état normal. L'infiltration ne se propage pas dans l'intérieur de la poitrine.

(151)

La mèche passée le 3 est entourée dans presque tout son trajet par un tissu lardacé très dur et criant sous l'instrument. Dans sa partie inférieure, elle traverse une cavité de peu d'étendue, à parois dures et épaisses du côté correspondant à la peau, molles et friables du côté des muscles sous-jacents. Cette cavité est rouge-noirâtre dans son intérieur, et renferme, *au milieu d'un liquide épais, couleur lie de vin, infect et peu abondant, une masse principale de fibrine gris-rougeâtre, sans adhérence avec ses parois, grasse au toucher, s'écrasant facilement sous les doigts, du volume à peu près d'un œuf de pigeon, et d'une odeur putride très prononcée. Trois ou quatre autres masses fibrineuses beaucoup plus petites et plus altérées encore existent autour de ce gros noyau.* Les muscles les plus voisins de cette poche sont décolorés et marqués çà et là dans leur épaisseur de taches rouge terne sombre.

Les poumons, le cœur et le cerveau ne présentent d'autres lésions que celles observées après la mort par asphyxie. On ne remarque rien sur la jugulaire qui puisse avoir quelque rapport de causalité avec la mort du cheval et les phénomènes qui l'ont précédée. Cette veine est en bonne voie de cicatrisation, et presque transformée en un cordon fibreux blanc rougeâtre dans la partie qui avait été le siège de l'altération primitive. Il est donc manifeste que la mort a été causée par l'asphyxie ; que celle-ci est résultée de la compression exercée sur les nerfs respirateurs et les voies respiratoires par l'engorgement énorme qui s'est progressivement et rapidement développé à partir du 6 ; et que cet engorgement doit être attribué à la putréfaction du sang épanché dans la cavité existant à son centre, quelle qu'ait été la cause de cet épanchement que je ne m'explique que par une contusion ou un frottement quelconques. Je ferai remarquer en terminant, et cette remarque a de l'importance, que c'est à dater du moment où le passage de la mèche a donné accès à l'air, dans la cavité sanguine, que les premiers accidents ont apparu.

(Le sujet de cette observation était surveillé par l'élève *Derly*).

DIX-NEUVIÈME OBSERVATION.

GANGRÈNE *à la suite de l'ouverture d'un abcès à la pointe de l'épaule. — Mort de l'animal. —* SANG PUTRÉFIÉ *trouvé dans la cavité de l'abcès.*

Le 11 septembre 1831, M. M....., beurrier à Paris, conduit aux hôpitaux de l'école un cheval percheron de six ans, portant à la pointe de l'épaule gauche une tumeur ayant à peu près le volume de la tête d'un enfant, dure à sa circonférence, offrant à la pression de la main sur son centre les caractères d'une fluctuation profonde. Cette tumeur, qui s'est développée depuis trois jours seulement, est chaude et douloureuse. (Onction sur toute son étendue d'un mélange à parties égales d'onguents populéum et basilicum.)

Le lendemain 12, la fluctuation au centre de la tumeur est plus sensible. On y plonge un bistouri droit qui pénètre à plus de quatre pouces de profondeur pour arriver jusqu'au foyer. Le pus qui en sort n'est pas encore bien formé; il est clair, sanguinolent et en petite quantité : beaucoup de sang s'écoule des tissus qu'a traversés l'instrument pour atteindre la poche de l'abcès. Quand il a cessé de couler, je fais injecter par l'ouverture de l'incision deux ou trois seringues d'eau tiède légèrement alcoolisée, pour nettoyer la plaie des caillots qui la remplissent: le pansement est fait à sec.

Le 13 au matin, la tumeur a augmenté d'étendue; elle est très chaude et excessivement douloureuse; la plaie est d'un rouge vif et encore un peu saignante. Il y a de la tristesse et des symptômes fébriles. (Saignée de huit livres; breuvages mucilagineux, légèrement acidulés; pansement avec de l'étoupe sèche bien douce; bandage matelassé sur la tumeur; lotions fréquentes avec un mélange à parties égales de décoctions de graine de lin et de têtes de pavots; diète blanche.) — Le soir, l'engorgement fait de nouveaux progrès; la chaleur et la douleur sont excessives; l'animal paraît éprouver des élancements convulsifs à la seule apposition du doigt sur la partie malade ; les symptômes de réaction générale sont aussi très prononcés. Je fais lever le pansement que deux points de suture à bourdonnets maintenaient sur la plaie. Le plumasseau qui depuis le matin occupait toute la profondeur de l'incision, est retiré couvert d'un ichor séro-sanguinolent, brunâtre et déjà fétide. Un peu de cet ichor s'est écoulé par l'ouverture aussitôt après l'extraction du plumasseau. (Scarifications sur toute l'étendue de l'engorgement, qui s'étend jusqu'à l'avant-bras, et occupe toute la base du côté gauche de l'encolure : beaucoup de sang et de sérosité s'en écoule. Détersion de la plaie par des injections d'une légère infusion de plantes aromatiques; et, quand elle a été bien nettoyée, injections chlorurées, et pansement avec un plumasseau imprégné de chlorure de chaux, qu'on renouvellera trois fois dans la nuit. Saignée de huit livres. (Le pouls était plein, vite et dur); continuation des breuvages tempérants, des fomentations calmantes et de la diète.)

Le 14, à la visite du matin, la tumeur n'a pas augmenté de volume à la pointe de l'épaule ; mais elle s'est étendue en bas, et a envahi tout l'avant-bras jusqu'au dessus du genou; il y a beaucoup moins de chaleur et de douleur que la veille. La plaie de l'incision au centre de la tumeur exhale toujours une odeur putride que ne peut dissimuler celle du chlore. On n'y voit aucune apparence de suppuration, non plus qu'aux plaies des scarifications qui sont sèches et violacées. Un peu d'emphysème se fait remarquer sous la peau de l'épaule et à la base de l'encolure. L'animal est dans un abattement extrême; le pouls a complètement changé ; il est devenu petit et serré. L'écartement des ailes du nez, la légère tension de la tête sur l'encolure, l'accélération saccadée des mouvements du flanc annoncent la gêne de la respiration. Je regarde l'animal comme perdu : cependant je pratique sur les parties tuméfiées depuis la veille de nouvelles scarifications, d'où s'échappent à peine quelques gouttes de sérosité ; j'y plonge ensuite, ainsi que dans les scarifications faites la veille, des cautères coniques chauffés à blanc. La tumeur est recouverte d'une forte couche d'onguent vésicatoire : on administrera trois fois dans la journée et avec précaution, un litre d'une forte infusion vineuse de camomille ; on continuera à injecter dans la plaie principale de la solution aqueuse de chlorure de chaux. L'animal succombe à onze heures du soir.

Autopsie douze heures après la mort.

Abdomen. Rien de remarquable dans le tube digestif. La rate est notablement tuméfiée ; la matière ordinairement brunâtre et épaisse, qui remplit les aréoles de son parenchyme, est noire et presque diffluente.

Thorax. Un litre environ de sérosité sanguinolente est épanché tant dans la plèvre que dans le péricarde. Le tissu du cœur est pâle et ramolli ; il présente, sous ce rapport, les mêmes caractères que l'ensemble du système musculaire : la séreuse qui tapisse les cavités droites du cœur est d'un rouge foncé ; le sang qu'elles renferment est noir et épais, mais sans coagulum. Rien de notable n'existe dans les cavités gauches, si ce n'est une légère coloration en rouge de leurs parois.

Tumeur. Le foyer central de la tumeur a deux pouces à peu près de diamètre en tous sens ; il contient *un caillot mou et d'un noir violacé, de sang nageant dans un reste de sérosité sanguinolente et d'une odeur putride très prononcée.* La face interne de ce foyer est irrégulière et tapissée par du tissu cellulaire, rien n'y décèle l'existence d'une fausse membrane ou de bourgeons charnus. Les parois en sont épaisses et formées de tissu lardacé peu consistant, et parsemé de nombreuses et larges ecchymoses.

En général, le cadavre commence à se putréfier sensiblement.

VINGTIÈME OBSERVATION.

GANGRÈNE *après l'ouverture d'une tumeur sanguine suite de contusion sur la hanche.* — *Mort de l'animal.* — PUTRÉFACTION DES CAILLOTS SANGUINS *constatée pendant la vie et après la mort.*

Jument de roulage d'une constitution forte et nerveuse, de huit ans, appartenant à M. Chicaudet, entrepositaire à Alfort.

Renseignemens. Le 1er juin 1837, cette jument tombe sur le côté gauche en descendant au trot la côte de Bercy la Grande Pinte, et se relève à l'instant même. Quelques minutes après, l'homme qui la conduisait s'aperçoit qu'une tumeur s'est formée au-dessous de la hanche gauche, et que cette tumeur augmente à vue d'œil. Il l'attribue à la chute; et, en effet, le soulèvement des poils, l'enlèvement de quelques uns, l'empreinte poudreuse qu'on remarque sur la saillie de la hanche et au dessous indiquent que c'est sur ce point que le corps a porté lors de la chute, et qu'il y a porté assez violemment. Cependant il n'y a pas de plaie.

Un maréchal, en face de l'atelier duquel l'accident était arrivé, consulté par le conducteur de la jument, prescrit et fait luimême une friction d'eau-de-vie camphrée. Au bout de dix minutes la tumeur a cessé de s'accroître. Elle a à peu près le volume d'une tête d'homme, mais elle n'est pas circonscrite et fait peu de saillie. La bête boite beaucoup; on la ramène à Alfort. Trois jours après, le 4, M. Chicaudet fait demander à l'École deux élèves du cours de pratique pour visiter sa jument. La tumeur est chaude, douloureuse, sans fluctuation aucune; il y a œdématie à sa partie inférieure jusqu'au jarret. La bête a un peu de fièvre, ce qui ne l'empêche pas de manger la ration qu'on lui donne. La boiterie qui est très grande au sortir de l'écurie, diminue beaucoup après deux minutes de marche, et semble ne devoir être attribuée ensuite qu'à la gêne mécanique que la tumeur occasionne dans les mouvemens du membre. (Saignée de six livres, lotions émollientes sur la partie malade; diète ce jour-là; on ne donnera qu'un quart de la ration ordinaire les jours suivants, jusqu'à ce que la fièvre ait disparu.)

Jusqu'au 10, les choses restent à peu près dans le même état, ce que voyant le propriétaire, il se décide à amener sa jument à l'École, à ma consultation.

Le 11 au matin, il la conduit lui-même, et me donne les renseignemens qui précèdent et qui me sont confirmés par les deux élèves envoyés les jours précédents pour donner des soins à la malade. Je l'examine avec attention : la tumeur est peu saillante et très étalée; elle est ferme et résistante dans les deux tiers inférieurs, et se continue en bas par un œdème offrant lui-même une certaine fermeté. Elle est plus molle dans son tiers supérieur, et fait éprouver à l'exploration la sensation, mais vague et incertaine, d'un liquide profondément situé; cependant rien n'indique que ce liquide soit du pus; rien n'autorise à croire à l'existence d'un abcès. La peau paraît très saine sur toute l'étendue de la tuméfaction; les poils y sont lisses et non piqués : il n'y a presque pas de douleur au toucher; pas de fièvre. La boiterie ne paraît résulter que de l'embarras que l'infiltration de la région malade apporte dans la libre flexion de la cuisse. Je fais appliquer de l'onguent vésicatoire sur la tumeur, et je conseille au propriétaire d'attendre et de me ramener sa jument dans deux ou trois jours.

Le 13, il la soumet de nouveau à mon examen, mais dans un état bien différent. Une incision de cinq travers de doigt de longueur, au moins, existe parallèlement à l'axe du membre dans la partie supérieure de la tumeur. Un liquide sanguinolent, clair, s'en écoule au moindre mouvement que fait l'animal. Cette incision a été pratiquée, il y a une heure, par le maréchal du pays, à qui son voisinage de l'École donne une grande réputation d'habileté dans les environs. Il a vu la jument en passant dans l'écurie où elle se trouvait, et a déclaré qu'il était parfaitement inutile de la conduire à l'École pour ce qui restait à faire; que l'abcès était mûr et ne demandait qu'à être ouvert. Et, tout aussitôt, avec l'assentiment du propriétaire, il a tiré un bistouri de sa poche et l'a plongé dans le tiers supérieur de l'engorgement où il avait cru sentir la fluctuation. De la sérosité roussâtre, d'abord, puis du sang presque pur, s'en étaient échappés : la quantité en fut évaluée à près d'un litre. Il n'y avait pas un atome de pus. Cependant M. Chicaudet, peu rassuré sur les suites que pouvait avoir cette opération, avait cru devoir venir, immédiatement après, me demander mon avis.

L'incision a ouvert une vaste poche, dont la partie supérieure qui renfermait le liquide séro-sanguinolent, est tapissée par des caillots fibrineux, rougeâtres, organisés en membranes déjà un peu adhérentes à ses parois. Dans la partie inférieure, la plus considérable, existe un coagulum noir, d'un volume énorme, peu consistant à son centre, plus ferme et commençant à s'organiser à sa circonférence, le tout sans aucune odeur. Il est évident que cette masse sanguine provient d'une hémorrhagie considérable qui aura eu lieu au moment même de la chute faite il y a treize jours par la jument; hémorrhagie qui explique la formation si prompte de la tumeur après cet accident. Quoi qu'il en soit, je porte un pronostic fâcheux. Pour éviter, s'il est possible, la décomposition putride des caillots non organisés, aussi bien que celle des masses fibrineuses étalées à la surface interne des parois, j'essaie d'en enlever le plus possible. Je parviens à en extraire une assez grande partie; mais au moment où je venais de détacher un gros coagulum accolé sur la portion charnue du muscle iléo-aponévrotique, un jet de sang s'échappe qui me force à interrompre mon opération et à arrêter cette hémorrhagie par un appareil compressif, ne pouvant trouver au milieu des caillots, pour en faire la ligature, le vaisseau qui lui donne lieu. J'humecte l'appareil compressif avec du chlorure de chaux, et je fais verser deux décilitres de ce liquide dans la poche sanguine. La jument est laissée dans les hôpitaux.

Les jours suivants, jusqu'au 17, *la putréfaction s'empara de ceux des caillots qu'on ne put extraire*; et, en même temps, tous les symptômes de la gangrène locale d'abord, puis ceux d'une infection gangréneuse générale se déclarèrent. Leur parfaite ressemblance avec ceux rapportés dans les dix-sept observations de la première série, me dispense de les consigner ici. La mort eut lieu le 17 à onze heures du matin.

Autopsie à une heure de l'après-midi (deux heures après la mort).

Tumeur. La peau de la région siège de la contusion est décollée jusqu'au milieu antérieur de la jambe. D'*énormes caillots fibrineux, noirs et gris rougeâtres*, sont, les uns adhérens, les autres libres dans la plaie. *Ils sont dans un état de complète décomposition putride.* Les muscles environnants ont une teinte pâle, livide, marbrée de taches d'un noir presque charbonné; un ichor rougeâtre, gangréneux, en baigne les portions en rapport avec la plaie et pénètre le tissu cellulaire qui les unit.

Le sang de la veine-cave postérieure a la couleur et la consistance de la poix liquide, et exhale manifestement une odeur de gangrène qu'on ne retrouve pas dans celui contenu dans la veine-cave antérieure; celui-ci, cependant, n'est pas non plus coagulé. — Le sang renfermé dans le cœur offre la même liquidité. On sent encore l'odeur de gangrène dans les cavités droites, mais elle y est moins prononcée que dans la veine-cave postérieure. Le cœur est très pâle, mou et fortement ecchymosé dans ses cavités gauches.

Poumon. Quelques ecchymoses seulement dans les poumons.

Abdomen. La rate est volumineuse, bleu noirâtre; la matière contenue dans son parenchyme a la consistance de la bouillie épaisse.

(159)

Rien de notable dans les voies digestives, urinaires et respiratoires.

Le crâne n'a pas été ouvert.

(Cette jument était surveillée par l'élève *Hennequin*.)

VINGT-UNIÈME OBSERVATION (1).

GANGRÈNE *à la suite de l'ouverture d'une tumeur sanguine sur la croupe d'un chien. — Mort de l'animal. —* CAILLOTS PUTRÉFIÉS *dans la cavité de la tumeur.*

Renseignemens. Le 7 mai 1827, un vieux chien bull-dog, appartenant à M. Cliford, contre-maître à la fonderie de Charenton, reçoit sur le côté gauche de la croupe un violent coup de ringard. A l'instant même il se développe un engorgement considérable, qui fait des progrès si rapides, qu'au bout de quelques minutes la peau en est tendue et reflète une teinte violacée. Mais bientôt la tumeur cesse d'augmenter; la saillie qu'elle forme à la surface de la croupe s'étend sur la fesse et sur la cuisse, et rend le membre difforme.

Le lendemain, l'animal parait faible; mais il conserve sa gaîté et son appétit. La tumeur est molle et peu sensible au centre; elle est dure et plus douloureuse à la circonférence. On se borne, d'après les conseils d'un médecin anglais attaché à la fonderie, à quelques applications émollientes pour calmer la douleur. Le surlendemain, un élève d'Alfort passait devant la fabrique, on lui fait voir le malade. Trompé par la légère fluctuation qui existe au centre de l'engorgement, l'élève croit à l'existence d'un abcès, il y plonge un bistouri. Mais au lieu de pus, c'est du sang presque pur qui s'échappe par l'ouverture. Surpris et effrayé, l'opérateur tamponne la plaie pour arrêter l'hémor-

---

(1) Extrait de la clinique de M. le professeur Vatel.

rhagie, et engage M. Cliford à conduire son chien à l'école, où je le vis le 11 mai, à la visite du matin.

État de l'animal. J'examine la partie malade, siège d'un engorgement circonscrit, saillant, ayant à peu près le volume des deux poings. Elle est chaude et douloureuse. Afin de m'assurer de l'état intérieur de la plaie, j'en extrais les linges qui avaient servi à arrêter l'hémorrhagie; ces linges sont imprégnés de *sang déjà très odorant*. Un peu de sérosité fortement sanguinolente s'écoule encore après leur extraction; je n'y remarque aucune trace de pus.

Des caillots fibrineux, rouges ou brunâtres, occupent toute la circonférence de la tumeur entre la peau et les muscles; le tissu cellulaire n'est apparent nulle part. Je tente d'enlever sur plusieurs points quelques portions de ces *caillots, dont la couleur plus foncée et l'odeur fétide annoncent un commencement de putréfaction*; mais quelque précaution que je prenne, le sang qui s'écoule après chacune de ces tentatives est si abondant, que je suis forcé d'y renoncer. Je me borne à lotionner le pourtour de la tumeur avec une légère dissolution de sel marin, et à maintenir dans la plaie, par une suture à bourdonnets, des plumasseaux imbibés de teinture de quinquina étendue. Le soir, la plaie continue à sentir très mauvais : on renouvelle le pansement. Le 13, à deux heures de l'après-midi, le chien était mort.

L'OUVERTURE, faite immédiatement après, nous fit remarquer *le ramollissement putride d'une partie du sang coagulé épanché sous la peau*. Ceux des caillots que leur situation en dessous des couches sanguines superficielles avaient mis à l'abri du contact de l'air, étaient moins odorants et plus solides; et enfin une adhérence assez forte avait déjà eu lieu entre la peau et les parties sous-jacentes par le moyen du coagulum fibrineux qui occupait la circonférence. Le fond de la plaie était bleuâtre et livide.

M. Cliford, qui assistait à l'ouverture, nous dit que huit jours auparavant il avait perdu un autre chien bull-dog, à peu près de la même manière : qu'à la suite d'un combat, pendant lequel ce chien avait été saisi à la joue par son adversaire, il lui était survenu une énorme tumeur sous la peau de cette région ; que le lendemain on l'avait ouverte ; qu'il s'en était écoulé beaucoup de sang qu'on avait arrêté en recouvrant la plaie avec de l'amadou ; mais que, le jour suivant, la plaie sentait très mauvais, et que trois jours après le chien était mort. (1)

VINGT-DEUXIÈME OBSERVATION (2).

GANGRÈNE *à la suite de l'ouverture d'une tumeur sanguine à la cuisse d'un chien. — Mort de l'animal.* — SANG PUTRÉFIÉ *trouvé dans la tumeur.*

Renseignements. M. Imbert, propriétaire à Paris, fait conduire le 7 septembre 1827, à la visite du matin, un beau chien braque qui a la cuisse très engorgée. Huit jours auparavant, M. Imbert étant à la chasse, avait, dans un moment d'emportement, tiré sur son chien un coup de fusil chargé de gros plomb. Bien qu'il ait paru atteint, ce chien qui était très ardent, avait encore chassé quelques instants ; bientôt après il s'était arrêté ne marchant plus qu'à trois pattes ; il avait la cuisse droite très grosse à sa partie postérieure et interne. (Le chien présentait le côté gauche au

---

(1) Extrait de la clinique de M. le professeur Vatel.

(2) Rien n'est plus fréquent que ces tumeurs sanguines sur les chiens à la suite des coups violents qu'ils reçoivent à chaque instant, ou des morsures qu'ils se font entre eux dans leurs combats. Un grand nombre en est amené aux hôpitaux de l'Ecole pour des accidents semblables ; et cependant, pendant les onze années que j'y ai passées, je n'ai vu la gangrène se développer dans ces tumeurs que dans quatre cas dans lesquels on avait eu l'imprudence de donner accès à l'air en y pratiquant des incisions plus ou moins larges. Il suffit le plus souvent d'abandonner ces tumeurs à elles-mêmes, ou de les recouvrir de quelques préparations fondantes pour en obtenir la résolution ; quelquefois il se forme un abcès.

11

moment où on lui avait lâché le coup.) Une très petite tache de sang, et une ecchymose sous-cutanée, de deux lignes à peu près de largeur, indiquaient l'endroit où un grain de plomb avait pénétré à la face interne et un peu postérieure de la cuisse. Les jours suivants, on s'était borné à des lotions d'eau fraiche d'abord, puis on avait fait des applications émollientes ; mais aucun mieux ne se manifestant, M. Imbert, d'après le conseil d'un de ses amis, fit à l'endroit de l'ecchymose une incision de quelques lignes pour faire sortir le sang qui se trouvait sous la peau ; et en effet, le sang coula assez abondamment après cette opération pour qu'il devînt nécessaire de l'arrêter. Ce fut le lendemain de cette petite opération que le chien fut envoyé à l'école avec une lettre renfermant les détails qui précèdent.

Etat de l'animal. La cuisse droite est très engorgée, chaude et douloureuse ; le chien abandonné à lui-même, ne s'appuie pas sur le membre de ce côté ; cependant il est facile de s'assurer que le fémur n'est point fracturé. Du sang presque pur s'écoule goutte à goutte de la plaie. La masse de sang coagulé qui en forme toute la surface, est rouge-brunâtre, peu consistante, et n'exhale encore aucune mauvaise odeur. Dans la crainte fondée d'ébranler le caillot et de produire une nouvelle hémorrhagie, on n'y touche qu'avec beaucoup de précautions. (Application d'un bandage légèrement compressif, qu'on arrosera d'heure en heure avec de l'eau salée ; diète sévère : on surveillera le chien pour qu'il fasse le moins possible de mouvements, et ne cherche pas à arracher son bandage ; lavements émollients.)

Le 8 au matin, *l'odeur de la plaie et la couleur des caillots apparents* annoncent le commencement de la putréfaction du sang. Depuis ce moment, l'abattement du malade augmente sensiblement ; et, malgré l'emploi des antiputrides les plus énergiques, la gangrène se déclare dans la partie, et le chien succombe le quatrième jour de son entrée à l'école.

Autopsie.— *La diffluence, la couleur brunâtre et l'odeur infecte de la plus grande partie du sang épanché sous la peau et dans l'épaisseur des muscles*, font facilement reconnaître la cause de la mort. Quelque soin que j'aie mis à la dissection de la cuisse, je n'ai pu reconnaître le vaisseau dont la blessure avait dû être cause de cette abondante et rapide hémorrhagie. Je pus seulement constater que le tronc même de l'artère fémorale n'avait point été ouvert. Il est bien probable que le grain de plomb que je retrouvai sous la peau de la face externe avait déchiré dans son trajet l'une des *grandes musculaires* de la cuisse.

VINGT-TROISIÈME OBSERVATION.

GANGRÈNE *à la suite de l'ouverture d'une tumeur sanguine à l'épaule d'une vache.* — *Mort de l'animal.* — CAILLOT PUTRÉFIÉ *trouvé dans la tumeur.*

Dans le courant de juillet 1832, un nourrisseur de Saint-Mandé, vient, dans l'après-midi, réclamer les secours de l'école pour une vache qu'il dit être affectée du charbon. Il n'y avait plus d'élèves à l'école qui venait d'être licenciée; je me rends moi-même chez le propriétaire.

Trois jours auparavant, cette vache avait reçu au dessus du coude gauche un violent coup de corne, à la suite duquel un engorgement s'était immédiatement développé, et avait acquis en peu d'heures un volume considérable. Un connaisseur, comme il y en a tant, avait conseillé l'application d'un séton pour le faire résoudre, et on avait déféré à son avis. On évalua à un litre à peu près la quantité de sang qui s'écoula par l'ouverture inférieure du séton pendant la première heure qui suivit l'opération. Au bout de ce temps, l'hémorrhagie s'arrêta d'elle-même; et jusqu'au matin du jour de ma visite, l'engorgement était resté stationnaire. Mais alors il avait commencé à faire des progrès inquiétants, et on s'était adressé à l'école.

La tumeur, dont le centre était sur la masse des muscles olécrâniens, embrassait presque toute l'épaule droite et descendait

jusqu'au genou : un ichor brunâtre et fétide s'écoulait par l'ouverture inférieure du séton. Il n'y avait plus de pouls; les yeux
étaient fixes, la pupille dilatée, les cornes froides, ainsi que les
extrémités. Je jugeai la bête perdue. Cependant, pour condes-
cendre aux désirs du nourrisseur qui me priait d'essayer quelques moyens, j'enlevai le séton et cautérisai profondément dans
l'engorgement. Une heure après, on vint me prévenir chez un
propriétaire voisin que la vache était morte. Le nourrisseur en
fit lui-même l'ouverture devant moi : *un caillot*, ou plutôt *une
masse de sang noir, demi-liquide, et d'une odeur putride insupportable*, formait la partie de la tumeur qu'avait traversée le
séton. Les tissus environnant la tumeur étaient infiltrés de sérosité jaunâtre ou sanguinolente. Je n'assistai point à l'ouverture
des cavités splanchiques.

Il résulte bien clairement de ces nouveaux faits,
dont je crois inutile de multiplier les exemples, que,
sur les animaux qui en font le sujet, aucun symptôme qui annonçât la gangrène ou seulement qui
pût la faire supposer imminente, ne s'est manifesté
avant que les tumeurs qui en sont devenues le siège
aient été ouvertes par l'instrument tranchant. Ce
n'est que dans les jours qui ont suivi celui où une
incision a été pratiquée à travers leurs parois, qu'a
commencé à apparaître la succession des phénomènes que nous avons vus dans nos premières observations indiquer la naissance de la gangrène, en confir-
mer l'existence, en déceler les progrès. Cependant,
l'apparition de ces phénomènes n'a pas été le premier
effet, le résultat immédiat de cette ouverture : un
fait intermédiaire s'est accompli entre le moment où

l'incision a été pratiquée et celui où les premiers caractères gangréneux ont apparu; c'est la *putréfaction* d'une partie plus ou moins considérable du
sang épanché qui constituait la tumeur. La gangrène
n'est venue qu'après cette putréfaction.

Ainsi, tant que l'intégrité des parois de la collec-
tion sanguine n'a pas permis à *l'air* de pénétrer dans
son intérieur, le sang bien qu'épanché en quantité
considérable (20ᵉ, 21ᵉ et 22ᵉ observations) ne s'est
point putréfié, parce qu'il n'y avait point d'air dans
la cavité qui le renfermait, et que la présence de
l'air est une condition indispensable au développement de la putréfaction. Pareillement, et ceci est
bien important à noter, tant que l'absence de l'air a
empêché qu'aucun phénomène de décomposition
putride n'eût lieu dans le sang, aucun accident gangréneux ne s'est déclaré ni sur la partie contuse ni à
son voisinage. Ce n'est qu'à dater du moment où
l'incision de la tumeur a mis le sang qu'elle renfermait en communication avec l'extérieur, que ce liquide qui ne pouvait s'écouler au dehors, se trouvant soumis, dans une cavité chaude et humide, à
l'action de l'air qui venait d'y pénétrer, en a subi les
effets et s'est putréfié. Et c'est seulement après que
la putréfaction d'une partie de ce sang a eu lieu,
qu'ont commencé à se manifester les accidents gangréneux septiques auxquels les animaux ont succombé.

Ici donc les rapports de cause à effet entre la pu-

tréfaction du sang extravasé dans la plaie et le développement de la gangrène dans cette plaie sont plus
évidents encore, s'il est possible, que dans nos premières observations. En effet, si violente qu'ait été
la contusion qui a produit l'épanchement du sang; si
vive qu'ait été dans quelques uns de ces cas l'inflammation locale à la suite d'une telle blessure; si considérable qu'ait été la quantité de sang extravasé ; aucun accident inquiétant ne s'est manifesté, tant que
l'absence du contactde l'air sur le sang épanché n'a pas
permis à ce sang d'éprouver la décomposition putride:
et cependant, il s'est écoulé jusqu'à treize jours entre
la formation de la tumeur et son ouverture, dans le
sujet de la 20ᵉ observation.

Mais du moment qu'en ouvrant la tumeur, on a
donné accès à l'air dans une cavité chaude et humide qui renfermait du sang non encore organisé,
tout aussitôt, la putréfaction de ce sang d'abord,
puis, et deux ou trois jours après, la gangrène se
sont manifestées.

Ce n'est donc pas par une de ces actions spécifiques
qu'il faut admettre sans pouvoir en donner une raison satisfaisante; c'est en vertu de son incontestable
et nécessaire influence sur le développement de la putréfaction, c'est en agissant comme une des conditions
de ce dernier phénomène, que *l'air* a eu, dans tous les
cas que nous avons cités, une part si grande, bien qu'é-
videmment indirecte, à la production des accidents
gangréneux. Il est dès lors bien clair que s'il n'est

pas la cause immédiate, il est manifestement la cause
première de ces accidents; puisque sans air le sang
épanché ne se serait pas putréfié; et que, s'il ne s'é-
tait pas putréfié, la gangrène ne se serait pas déclarée. Tel est du moins le seul rôle que l'observation
matérielle des faits permette de prêter à ce fluide
dans ces circonstances; et il me paraîtrait difficile de
lui en supposer un autre qui s'expliquât d'une manière à la fois aussi simple et aussi rationnelle.

— Au surplus, ce n'est pas dans les seuls cas de
ce genre que la présence de l'air me semble avoir
une influence décisive sur le développement de la
gangrène. Je disais plus haut que rien n'était plus
commun dans les maladies épizootiques dites *putrides*, que l'apparition d'engorgements gangréneux
sur le trajet des sétons; et j'en indiquais comme raison première la putrescibilité du sang ou du liquide
sanguinolent qui, s'amassant sous la peau dans le
trajet du séton, ne tardait pas, par suite de ses qualités et de son contact avec l'air, à se putréfier et à y
agir à la manière des matières putrides inoculées.
Eh bien, il est si vrai que c'est la présence de l'air
qui vient, en produisant la décomposition putride
du liquide épanché ou infiltré sous la peau, y déterminer consécutivement la gangrène, que les engorgements quelquefois énormes qui, dans ces maladies, suivent souvent l'application des sinapismes
ou des vésicatoires, ne prennent jamais le caractère
gangréneux: pour ma part, du moins, je ne l'ai ja-

mais observé; et je ne sache pas qu'aucun auteur vétérinaire ait signalé de fait de ce genre.

Ainsi, sans rappeler l'épizootie de 1825 lors de
laquelle un grand nombre de vétérinaires, forcés de
renoncer à l'emploi des sétons, parce que leur application était souvent suivie d'engorgements gangréneux ,
eurent recours avec avantage aux sinapismes ou aux
vésicatoires ; passant sous silence plusieurs faits isolés
recueillis à différentes époques dans mon service de
clinique ; je me bornerai à citer comme exemple assez
frappant, le résultat d'observations comparatives que
j'eus l'occasion de faire en 1831 dans les hôpitaux de
l'école d'Alfort :

A cette époque , le 11° régiment d'artillerie ca-
serné à Vincennes, à la suite d'une remonte en chevaux très considérable et très mal faite, était ravagé
par des pneumonies gangréneuses qui frappaient à la
fois un si grand nombre de chevaux , que les infirmeries du fort ne suffisant pas, une partie des malades fut dirigée dans nos infirmeries avec l'assentiment de l'administration supérieure. Des sétons au
poitrail furent, entre autres moyens, mis d'abord en
usage. Mais les cinq premiers chevaux sur lesquels
ils furent placés ayant succombé à des engorgements
gangréneux dont ces exutoires devinrent la cause déterminante et le siége ; et M. Joly, vétérinaire en
chef du régiment, m'ayant observé qu'il avait déjà
perdu plusieurs malades de la même manière, je dus
renoncer à l'usage de ces dérivatifs et recourir à

d'autres moyens pour combattre par une révulsion puissante et continue les fluxions abondantes qui s'opéraient aux poumons ou dans les sacs pleuraux. J'employai les sinapismes sous la poitrine, auxquels je faisais succéder le soir même un large vésicatoire. Des engorgements effrayants en furent la conséquence : ces engorgements envahissaient toute la région inférieure du tronc et remontaient quelquefois jusque dans la région inguinale : mais sur tous les animaux ils conservèrent le caractère d'œdèmes chauds ; et aucun ne prit le caractère gangréneux, bien que plusieurs des chevaux sur lesquels ils se développèrent aient succombé plus tard à la pneumonie gangréneuse.

Pourquoi donc cette terminaison gangréneuse des engorgements produits par les sétons, tandis que ceux beaucoup plus considérables qui résultaient de l'emploi combiné et successif des sinapismes et des vésicatoires ne prenaient jamais ce fâcheux caractère ? Assurément on ne saurait l'attribuer à la plus grande intensité de l'inflammation qu'auraient déterminée les sétons, puisque les phénomènes inflammatoires étaient notablement plus développés à la suite de l'emploi de la moutarde et des topiques vésicants. On ne serait pas davantage fondé à l'attribuer à l'absence de toute manifestation réactionnelle à la suite de l'application des sétons, puisque jusqu'au moment où la gangrène avait complètement envahi la tumeur, celle-ci était tendue à son centre, chaude et très douloureuse, ce qui n'annonçait rien moins que de l'atonie locale.

La véritable raison de cette différence dans les résultats ne serait-elle pas plutôt la suivante : le placement des sétons dans les animaux dont je viens de parler était généralement suivi, par suite de la profonde débilité des malades, d'un écoulement de sang clair ou de sérosité fortement sanguinolente dont une certaine partie s'arrêtait et séjournait sous la peau dans le trajet du séton. Or ce sang ne tendant pas à s'organiser à cause de son peu de plasticité, et se trouvant en rapport par les deux ouvertures du séton avec l'air extérieur (l'air chaud altéré des infirmeries), ne tardait pas à se putréfier et à agir à la manière des matières putrides déposées sous la peau ; de là les engorgements gangréneux.

Tandis que le liquide séro-sanguinolent ou le sang lui-même qui affluait en si grande abondance dans les parties irritées par les sinapismes et les vésicatoires, se trouvant abrité par la peau de tous rapports avec l'air extérieur, était par ce seul fait préservé de la décomposition putride. Aussi n'observa-t-on pas à la suite de l'emploi de ces moyens les accidents gangréneux qu'occasionnaient les sétons.

— Une autre observation qu'on est à même de faire journellement dans la pratique vétérinaire, vient encore fournir une nouvelle preuve de la part déterminante que j'attribue à l'air dans la production de la gangrène chirurgicale dans un grand nombre de cas. Voici cette observation :

Des œdèmes plus ou moins chauds ou froids, susceptibles de prendre parfois une étendue considérable, se développent assez fréquemment sur des chevaux épuisés par la fatigue, la mauvaise alimentation ou les maladies. De ces engorgements qui apparaissent le plus ordinairement aux parties les plus déclives de chaque région, les uns sont sans cause directe apparente, les autres procèdent de lésions locales (plaies ou blessures quelconques); quelques uns sont un des phénomènes extérieurs de l'affection si grave dans les herbivores connue sous le nom de *charbon*. — La partie principale du traitement externe auquel on a généralement recours dans ces divers cas est essentiellement chirurgicale : elle consiste soit à scarifier profondément la tumeur, soit à la pénétrer de distance en distance par des cautères en pointe chauffés à blanc.

Eh bien, il n'est pas rare de voir la gangrène se développer dans ces tumeurs après qu'elles ont été scarifiées, lors surtout que les scarifications ont été suivies d'un notable écoulement de sang, et lors aussi que leur ouverture extérieure n'étant pas au point le plus déclive de la plaie qu'elles ont produite, une certaine quantité de ce sang ou de liquide sanguinolent peut rester dans son fond sans s'écouler au dehors. Tandis que si au lieu de scarifier la tumeur on l'a cautérisée ; ou bien si, immédiatement après l'avoir scarifiée, on a passé des cautères chauffées à blanc dans les plaies résultant des scarifications, la gangrène ne survient que très rarement. C'est là un fait reconnu depuis longtemps par les vétérinaires : aussi, sans en avoir donné jusqu'à présent une raison théorique satisfaisante, la plupart d'entre eux emploient-ils de préférence le cautère actuel, soit dans les cas que je viens d'indiquer, soit dans les engorgements dans lesquels la gangrène existe déjà ou est seulement imminente.

Je sais bien que dans ceux de ces engorgements qui sont indolents et où la chaleur est à peine sensible, on pourrait expliquer les bons effets de la cautérisation par la surexcitation qu'elle produit, par la réaction franchement inflammatoire qu'elle provoque. Mais que devient cette explication quand il s'agit de celles de ces tumeurs où la douleur et la chaleur sont très développées, et sur lesquelles cependant la cautérisation est incontestablement le moyen le plus sûr pour éviter la gangrène?

Ici encore il me paraît que toute la différence dans les effets, résulte de ce que, dans un cas (les scarifications simples), chacune des plaies permet la libre introduction de l'air dans les mailles des tissus infiltré, et dès lors son libre contact et son action sur le liquide plus ou moins sanguinolent et putrescible épanché sous la peau; tandis que dans l'autre (la cautérisation), l'eschare produite par le cautère s'interposant comme un diaphragme entre ce liquide et l'air extérieur, prévient ainsi sa décomposition et conséquemment la gangrène. Il est vrai que cette eschare finit par tomber : mais comme elle ne tombe qu'à la suite d'un travail de suppuration plus ou moins long à s'effectuer, il arrive que, lors de sa chute, elle ne découvre et ne livre au contact de l'air que des surfaces qui suppurent et qui, partant, n'ont rien à redouter de son action.

— En résumé, sous le rapport étiologique, j'ai dit, et je crois l'avoir suffisamment prouvé, que les tumeurs *gangréneuses* qui se développent quelquefois après une opération ou une blessure, sont dues le plus souvent à l'action du sang *putréfié* sur les tissus sains au milieu ou à la surface desquels il s'est épanché avant, pendant ou après cette opération ou lors de cette blessure. J'ai indiqué les circonstances constitutionnelles qui pouvaient, sur certains malades favoriser et hâter le développement des phénomènes putrides et conséquemment des accidents gangréneux. Enfin, j'ai insisté sur ce point que, dans les nombreuses observations que j'ai été à même de recueillir, le *contact de l'air* avec le sang épanché avait été le point de départ, la condition vraisemblable de tous les accidents; ce qui a paru surtout évident dans les 18ᵉ, 19ᵉ, 20ᵉ, 21ᵉ, 22ᵉ et 23ᵉ observations.

A ces preuves directes et déjà bien concluantes, j'en ajouterai rapidement quelques autres, qui, par cela même qu'elles sont négatives, ne laissent plus le moindre doute sur l'influence principale exercée par *l'air* dans la production des accidents qui nous occupent.

1° Les ruptures partielles de quelques unes de leurs fibres s'observent quelquefois dans certains muscles du cheval. M. Rigot en a publié plusieurs exemples dans le tome IV du recueil de médecine vétérinaire (année 1827). A la suite de ces ruptures, qui sont presque toujours ignorées pendant la vie de l'animal, du sang s'épanche en plus ou moins grande quantité dans l'épaisseur du muscle déchiré; et ce n'est que plus tard, des mois, des années même après l'accident, qu'en ouvrant l'animal qui a succombé à toute autre maladie, on constate les désordres dont la déchirure est accompagnée. Dans les cas de cette nature que j'ai observés, dans tous ceux dont a parlé M. Rigot, le sang contenu dans l'épaisseur des muscles où il séjournait quelquefois depuis fort long-temps, quelle qu'ait été sa quantité et sous quelque aspect qu'il se soit présenté, n'a jamais paru avoir éprouvé le plus léger degré de putréfaction : aussi les tissus avec lesquels il était en contact et qui formaient les parois de la cavité accidentelle où il était renfermé, n'étaient-ils aucunement altérés. J'ai souvent observé pareil accident à la clinique de l'Ecole, soit dans les muscles psoas, soit dans les muscles de la croupe, sur des chiens employés par leurs propriétaires à tirer de petites voitures : des déchirements considérables avaient eu lieu au centre de ces muscles; et les animaux sont

morts après avoir présenté pendant assez longtemps,
les uns tous les caractères d'une paraplégie, les autres ceux d'une claudication très forte, dont j'étais
loin, sur les premiers que j'ai vus, d'avoir même
soupçonné la cause. En effet, pendant leur vie, aucun engorgement n'avait été observé ni au voisinage
des lombes, ni sur la croupe, ni sur aucune région
environnante. A l'ouverture, j'ai toujours trouvé
dans l'épaisseur des muscles déchirés, des caillots
sanguins de couleur et de consistance variables, bai-
gnant tantôt dans un liquide purulent clair et rougeâtre, tantôt dans de la sérosité sanguinolente un
peu trouble. Toujours ces caillots, ce pus, ce liquide
sanguinolent, ces muscles déchirés, ont été trouvés
sans odeur : mais aussi, dans aucun cas, si grands
qu'aient été les désordres, je n'y ai rencontré la plus
légère apparence de gangrène. C'est que dans tous
ces amas de sang une condition manquait pour que
la *putréfaction* s'y développât : la présence de *l'air*.

2° Il est peu de vétérinaires qui n'aient eu occasion de trouver, à l'ouverture de quelques chevaux,
des tumeurs sanguines, souvent fort considérables,
sous la capsule de la rate. Pour ma part j'en ai vu
un assez grand nombre; il n'est même pas rare d'en
observer plusieurs sur une seule rate, dont l'état at-
teste qu'elles se sont formées à des époques différentes. Dans quelques unes de celles que j'ai dissé-
quées, le sang avait conservé sa liquidité; dans d'autres sa partie fibrineuse s'était déposée et adhérait à la

périphérie de la cavité. Dans aucune je n'ai reconnu de tendance à la décomposition putride; dans aucune je n'ai vu ou entendu dire que la gangrène se fût développée. — J'ai fait la même remarque sur de semblables tumeurs développées depuis assez longtemps à ce qu'il paraissait, à la surface du foie de chevaux sacrifiés pour cause d'usure ou de maladies incurables. C'est que, dans ces cas encore, le sang épanché était parfaitement à l'abri du contact de l'air.

3° Quand, par suite d'un étranglement ou d'une compression quelconque, un organe cesse d'être en communication avec les centres nerveux ou circulatoire, il se mortifie; et bientôt, *s'il est au contact de l'air* la *putréfaction* s'en empare, et *des accidents gangréneux* peuvent se déclarer dans les titsus sains qui lui sont continus; à moins que ceux-ci ne deviennent le siège d'une prompte inflammation éliminatoire. — Supposons le même organe également étranglé et mortifié, mais *soustrait à l'influence de l'air :* quels que soient ses rapports avec les parties saines environnantes, celles-ci seront bien rarement dangereusement affectées de son contact, parce qu'*il ne se putréfiera pas :* loin de devenir la cause d'infection gangréneuse, sa présence ne provoquera même pas le développement d'une inflammation éliminatoire : il disparaîtra par atrophie; il sera résorbé.

La castration, suivant qu'elle est pratiquée d'après

telle ou telle méthode, nous fournira des exemples
de ces divers cas. Ainsi, soit qu'on émascule par les
casseaux, la ligature ou le bistournage, on produit
toujours la mortification du testicule en étranglant le
cordon. Mais, dans les deux premiers de ces modes
opératoires, les enveloppes ayant été largement in-
cisées, l'organe mortifié *se trouvant au contact de
l'air*, ne tarde pas à se putréfier : aussi, par sa présence, occasionnerait-il souvent la gangrène des parties supérieures du cordon, si les branches du casseau ou le nœud de la ligature qu'on laisse jusqu'au
développement de la suppuration, n'isolaient complètement le testicule putréfié des parties saines
supérieures. Tandis que quand on châtre par *bistournage*, la torsion qui opère l'étranglement du
cordon se faisant à travers les enveloppes et sans
avoir besoin de les inciser, le testicule se mortifie
bien dans les bourses ; mais comme il y est entièrement *à l'abri du contact de l'air*, il ne se putréfie
pas. Il disparaît à la longue par résorption. Aussi,
quoique la plupart des taureaux et béliers du midi
et de l'ouest de la France soient châtrés par le bistournage, n'ai-je jamais entendu dire que la gangrène ait
été observée comme conséquence de cette opération.

4° Que si l'on veut dans d'autres organes que les
muscles et le tissu cellulaire, dans d'autres parties
que les parties voisines de la peau, des exemples non
moins frappants de l'importance du rôle que joue
l'air sur le développement de la gangrène, qu'on exa-

mine ce qui se passe à la suite de certaines hémorrhagies pulmonaires dans le cheval. J'ai vu, en effet,
plusieurs fois (et chaque fois je l'ai fait remarquer
aux élèves qui suivaient ma clinique) des poumons
dans l'intérieur desquels des caillots sanguins occu-
paient presque toute la capacité de certaines cavernes
où tout indiquait qu'ils se trouvaient depuis longtemps. Ces cavernes *étant closes de toutes parts et
n'ayant aucune communication avec les bronches,*
le sang n'avait aucune mauvaise odeur. Sur le même
cheval, sur le même lobe pulmonaire, d'autres cavernes *dans lesquelles s'ouvraient des divisions
bronchiques*, renfermaient du sang qui semblait
épanché depuis beaucoup moins longtemps: dans
celles-là, l'odeur et les caractères du sang ne lais-
saient aucun doute sur sa *putréfaction*; aussi étaient-
elles le centre d'une *dégénérescence gangréneuse*
qui s'étendait sur une partie plus ou moins considérable du tissu pulmonaire environnant.

Et pourtant, dans ces deux cas, presque toutes les
conditions sont les mêmes : il y a les mêmes lésions;
elles ont à peu près la même étendue ; elles existent
sur le même sujet, dans le même organe. Mais, dans
les unes de ces collections sanguines s'ouvrent des
divisions bronchiques; *l'air pénètre;* de là, *putréfaction* du sang épanché , et par suite *gangrène* du
tissu avec lequel il est en contact. Dans les autres, il y a
enkystement complet du sang épanché; pas de communication avec les bronches, partant *non pénétration*

de l'air : il ne s'y manifeste *aucun signe de décom-position putride*; le tissu qui environne la cavité *n'offre aucune trace de gangrène*. — Je le répète, les faits de ce genre ne sont pas rares dans les poumons du cheval; et depuis que j'ai appelé l'attention sur cette étiologie de la gangrène, plusieurs vétérinaires, parmi lesquels je citerai MM. Delafond et Henry Bouley, les ont souvent constatés dans leurs recherches d'anatomie pathologique.

5° Enfin, quelle que puisse être, dans les conséquences qu'on pourrait en tirer, la portée de la dernière remarque qui me reste à faire, et dût-elle paraître une prétention de ma part à généraliser une théorie que je n'ai entendu appliquer, quant à présent, qu'à certains cas de gangrène chirurgicale, je ferai observer qu'autant la gangrène (1) est rare dans les organes ou parties d'organes qui sont dérobés par leur situation *au contact de l'air*, autant elle est fréquente dans ceux qu'entoure ou pénètre ce fluide. Ainsi, je le demande, connaît-on beaucoup d'exemples de GANGRÈNE du *foie*, des *reins*, de la *rate*, du *cerveau*, à la suite des inflammations même les plus aiguës de ces organes? Quant à moi, je n'en ai jamais

---

(1) J'entends parler ici de la *gangrène* la plus fréquente; de cette gangrène humide qui consiste dans la mortification des tissus avec prodution d'ichor gangréneux et tendance rapide à l'envahissement des tissus voisins d'abord, et bientôt à l'infection de l'économie tout entière.

vu dans nos animaux domestiques; et ce qui semble prouver que, s'il y en a, ils doivent être bien rares, c'est que les pathologistes n'ont point admis comme variétés d'espèces des *splénites, rénites, hépatites* ou *cérébrites* GANGRÉNEUSES. On ne cite guère non plus, hors les cas de plaies pénétrantes, de terminaison par GANGRÈNE des phlegmasies de la *plèvre,* du *péritoine,* de l'*arachnoïde.*

Combien souvent, au contraire, cette funeste terminaison ne se remarque-t-elle pas dans les organes que tapissent les membranes muqueuses? Et quel vétérinaire n'a eu bien des fois à traiter dans sa pratique, des *coryzas,* des *angines,* des *pneumonies,* des *entérites,* des *cystites* GANGRÉNEUSES?

Les inflammations sont-elles donc plus aiguës dans ces derniers organes que dans les premiers que je citais? y revêtent-elles un type, un caractère, un mode, spéciaux, qui leur réservent particulièrement la fatale propriété de finir si fréquemment par la gangrène? Pour ma part, je ne le crois pas. Je vois tout simplement que, de ces organes, les uns sont *en communication plus ou moins directe avec l'air extérieur;* ce sont ceux que tapissent les membranes muqueuses : c'est sur ceux-là que s'observent de nombreux cas de gangrène. Les autres *ne sont point en rapport avec l'air;* c'est le foie, c'est la rate, c'est le cerveau; ce sont la plèvre, le péritoine, etc. : sur eux les inflammations ne prennent que bien rarement, si tant est qu'elles le prennent, le *caractère gangréneux.*

J'ai vu pourtant un assez grand nombre de cas de *péritonite* terminée par *gangrène* ; mais c'est seulement à la suite de blessures *pénétrantes* de l'abdomen, après la castration *à testicules découverts* par exemple. J'ai aussi observé depuis douze ans deux cas de *gangrène* dans la *plèvre* ; mais on va voir que ces deux faits viennent singulièrement à l'appui de ce que j'avance ; puisque, sur l'un des animaux qui les ont présentés, la gangrène est survenue à la suite de l'extirpation d'une portion de côte cariée, pratiquée maladroitement par un maréchal qui avait déchiré une assez large portion de la plèvre pendant son opération ; et que, sur l'autre, la gangrène se remarquait sur une partie de la plèvre correspondante à l'ouverture dans le sac pleural gauche d'une caverne pulmonaire communiquant depuis quelques jours seulement avec les bronches. Dans le premier cas, l'*air* avait pénétré dans la plèvre par la plaie extérieure ; dans le second, il s'était introduit par les voies respiratoires.

Ainsi, sans vouloir prétendre que les organes soustraits au contact de l'air ne sont jamais atteints par la gangrène, je doute qu'on puisse contester qu'elle y est infiniment moins fréquente que sur ceux dans l'intérieur desquels pénètre naturellement ou accidentellement ce fluide. J'ajouterai cette autre remarque, qui n'est pas moins fondée et a également ici une assez grande importance, que sur les organes accessibles à l'air, la gangrène est d'autant plus fréquente et marche d'autant plus rapidement, toutes circonstances égales d'ailleurs, que le fluide les pénètre plus facilement et en plus grande abondance. Par exemple, les organes de l'appareil respiratoire sont, sans contredit, ceux sur lesquels la terminaison gangréneuse a lieu le plus souvent ; et elle est plus fréquente dans le tube digestif que sur la muqueuse génito urinaire.

Une observation d'un autre genre et qui rattache ces dernières remarques aux idées étiologiques développées dans le corps de ce mémoire, est celle-ci :

S'il est vrai que la terminaison gangréneuse des inflammations est plus fréquente dans les appareils d'organes qui sont accessibles à une plus grande quantité d'air, il est vrai aussi qu'elle est relativement plus fréquente dans ceux de ces organes qui sont en même temps pénétrés et pénétrables par une quantité plus considérable de sang. Ainsi, de tous les organes respiratoires, le poumon est sans contredit celui qui reçoit et contient le plus de sang et d'air, celui dans lequel, dans l'état inflammatoire, le sang s'extravase le plus facilement : aussi est-il celui dans lequel la gangrène est incontestablement le plus fréquente et le plus grave. Après le poumon vient la muqueuse nasale que l'on sait être si abondamment pourvue de sinus veineux dans nos herbivores domestiques : or personne n'ignore combien souvent, dans certaines circonstances, les inflammations connues sous le nom de *coryzas*, prennent le caractère *gangréneux*. Puis vient le larynx, et enfin la trachée dans laquelle même les plaies pénétrantes donnent si rarement lieu à l'inflammation et à la gangrène.

De même, dans le tube digestif, la muqueuse intestinale étant, sur le cheval, celle que le sang peut pénétrer le plus abondamment dans le cas d'inflammation ou de congestion, dans laquelle, ou à travers laquelle, il s'infiltre ou s'épanche le plus facilement, est celle sur laquelle la gangrène a été incomparablement le plus souvent observée : tandis qu'on la cite beaucoup plus rarement dans l'estomac, et qu'on ne l'a jamais observée dans l'œsophage.

Il ne suffit donc pas qu'il y ait de *l'air*, il faut aussi qu'il y ait une *notable quantité de sang* dans les organes pour y faciliter le développement de la gangrène : et il est de remarque que c'est dans les cirstances où tout fait supposer l'extravasation d'une certaine partie de ce sang dans le tissu ou à la surface de ces organes, que la gangrène se déclare ordinairement. En effet c'est à la suite des phlegmasies dites *suraiguës*, quand il y a ce qu'on appelle *excès d'inflammation*, qu'elle est regardée comme imminente? Or, dans cet état pathologique, les vaisseaux sont tellement engorgés, tellement distendus par l'affluence toujours croissante du sang, qu'il est bien rare qu'une certaine quantité de ce liquide ne s'en échappe pas pour se répandre et s'infiltrer dans la trame de l'organe : l'ouverture des sujets qui ont succombé à cette période des inflammations en fait foi. Voilà donc du sang sorti de ses vaisseaux, et qui se trouve en contact avec l'air chaud et humide que contient ou laisse transsuder l'organe enflammé ; le voilà, dis-je, dans des conditions sous l'influence desquelles sa décomposition putride peut avoir lieu s'il ne s'organise pas, s'il n'est pas éliminé par la suppuration, ou s'il n'est pas rejeté au dehors par un mécanisme physiologique quelconque.

Cette première analogie, dans leurs conditions appréciables, entre la gangrène des muqueuses et la gangrène traumatique, serait assurément assez frappante déjà pour faire soupçonner qu'il ne serait peut-être pas déraisonnable d'appliquer à la naissance de la première, la théorie par laquelle j'ai cherché à expliquer le développement de la seconde. Or, cette idée prend plus de vraisemblance encore quand on pousse plus loin cette comparaison des circonstances dans lesquelles la gangrène vient frapper les phlegmasies des muqueuses. Par exemple, j'ai fait remarquer plus haut que c'était surtout pendant le règne des maladies épizootiques, ayant un caractère putride, que l'ouverture des engorgements, renfermant des matières sanguinolentes épanchées, et le placement des sétons étaient le plus souvent suivis de l'apparition de la gangrène. Eh bien, c'est également quand les coryzas, quand les pneumonies règnent enzootiquement ou se déclarent sur des animaux isolés pendant le règne des épizooties et des enzooties, que la terminaison par gangrène de ces maladies est le plus fréquente. Ne serait-ce pas aussi parce que, dans ce cas, le sang étant plus fluide transsude plus souvent à la surface ou dans la trame des organes qu'il congestionne ; et parce que, en même temps, comme il est très peu organisable, il y subit plus promptement la décomposition putride qui donne lieu à la gangrène? Du moins, les masses fibrineuses complètement putréfiées qu'on trouve dans les poumons gangrénés, ou sur la muqueuse nasale, à la suite des coryzas gangréneux, donnent-ils une grande apparence de vérité à cette manière de voir.

Autre analogie. J'ai fait remarquer que la gangrène traumatique était à craindre, même sur des animaux assez bien constitués, quand, après une opération ou une blessure qui avaient laissé des caillots de sang dans une plaie, ils étaient placés dans des localités où l'air était infect et malsain. Or, la même remarque a été faite par les vétérinaires, en ce qui regarde l'influence d'un air vicié sur le développement de la gangrène dans les phlegmasies des organes en rapport fonctionnel avec ce fluide.

Enfin, j'ai démontré que l'inoculation de matières animales putréfiées sous la peau donnait naissance à des tumeurs gangréneuses parfaitement semblables à celles qui compliquent quelquefois les opérations ou les blessures. De même, les expériences démontrent qu'en se servant des voies de la circulation pour transporter dans les poumons des matières putrides, c'est à dire, en injectant par la jugulaire une certaine quantité de sang ou de pus altérés, on détermine très souvent des pneumonies gangréneuses ayant la plus grande ressemblance, pour ne pas dire une identité parfaite, avec celles qui se développent naturellement.

EN RÉSUMÉ, il ressort de tous les faits et considérations qui composent le chapitre *Etiologie*.

1° Que la *gangrène traumatique* paraît devoir sa naissance dans la plupart, si non dans la généralité des cas, à l'action septique du sang ou des autres matières animales épanchées ou mortifiées *qui se putréfient* à la surface ou dans la profondeur des plaies.

2° Que la présence de l'*air* étant nécessaire à l'accomplissement de la putréfaction, cette gangrène ne saurait avoir lieu que dans les cas particuliers dans les parties soustraites au contact de ce fluide.

3° Que, dès-lors, toutes les circonstances propres à hâter la décomposition putride des matières animales, telles que l'altération particulière du sang lui-même dans certaines maladies, l'état miasmatique de l'air, etc...., favorisent singulièrement le développement et hâtent les progrès de la gangrène.

4° Qu'il est très probable que dans un grand nombre de cas de phlegmasies internes, notamment celles des muqueuses respiratoires et des poumons, la gangrène, quand elle se développe, a une origine semblable à celle que je viens d'assigner à la gangrène traumatique.

TRAITEMENT.

Les considérations étendues dans lesquelles je suis entré dans les chapitres qui précèdent, et qui m'ont paru nécessaires pour bien déterminer la nature et les causes de la gangrène traumatique , me permettant de réduire à quelques lignes ce qui concerne le traitement. S'il est vrai , en effet , que la présence de caillots de sang putréfiés à la surface ou dans la profondeur des plaies , y devienne la cause déterminante la plus ordinaire de la gangrène, l'indication saute aux yeux. Il doit suffire :

1° Pour prévenir la gangrène, quand elle est à craindre à la suite d'une blessure ou d'une opération, de prendre les précautions nécessaires pour éviter dans les plaies le trop long séjour du sang coagulé qui s'amasse soit dans leur profondeur, soit sous l'appareil de pansement à leur surface;

2° Quand les symptômes qui en précèdent la naissance se déclarent, d'explorer la plaie avec soin pour la débarrasser du sang déjà plus ou moins putréfié qui peut s'y trouver, et de panser avec des médicaments ayant la propriété d'empêcher la putréfaction.

Or, depuis que j'ai prescrit et observé à ma clinique ces précautions si simples, la gangrène chirurgicale que nous avions souvent occasion d'observer sur les blessés et les opérés dans les hôpitaux

de l'école, y est devenue extrêmement rare , ou ,
quand elle s'est déclarée, y a été promptement et facilement arrêtée.

Je pourrais en rapporter ici une multitude d'exemples empruntés, soit à ma pratique particulière, soit
à celle de plusieurs de mes collégues ou de vétérinaires qui ont bien voulu me les communiquer.
Mais je craindrais d'augmenter encore l'étendue
déjà bien grande, peut-être, de ce mémoire, et
de l'augmenter sans utilité; les observations que
j'aurais à rapporter étant toutes parfaitement semblables entre elles, quant aux faits en eux-mêmes
et aux détails dans lesquels je devrais entrer pour
les exposer. Je ne citerai donc que les deux sui-
vantes comme exemples.

Je terminerai ensuite en indiquant les propositions
thérapeutiques qui découlent de ce travail.

VINGT-QUATRIÈME OBSERVATION (1).

Tumeur GANGRÉNEUSE *à la suite de l'application d'un séton à
rouelle. — Extraction des* CAILLOTS PUTRÉFIÉS.—*Guérison.*

Une grande jument normande du Cottentin, appartenant à
M. le comte d'Harville, est conduite aux hôpitaux de l'école
pour y être traitée d'une boiterie ancienne du membre antérieur
gauche, contre laquelle avaient échoué les frictions de toute nature qu'on avait pu essayer. Le jour même de son arrivée, 6 juin

------

(1) Extrait de la clinique de M. le professeur Vatel.

1827, et par un temps très chaud , un cautère à rouelle est placé à la pointe de l'épaule. Le sang coule en assez grande abondance pendant quelque temps après cette opération; il est très liquide; et cette circonstance jointe à la mollesse apparente de la jument sert à M. Vatel pour expliquer aux élèves cette hémorrhagie à laquelle il est quelquefois nécessaire d'opposer des hémostatiques, mais qui , cette fois, s'arrêta seule au bout de plus d'une heure. Dans le courant de la journée , la bête ne parut aucunement affectée; elle but et mangea comme à l'ordinaire. Le soir, l'élève aux soins duquel la bête était confiée, observa que la poche où le cautère était logé sous la peau, était distendue par du sang non coagulé qui s'y était amassé. Il prit note de cette particularité, sans y attacher du reste beaucoup d'importance.

Le 7, à la visite du matin, à laquelle je remplaçais M. Vatel (j'étais alors attaché aux hôpitaux en qualité de chef de service), la pointe de l'épaule est le siège d'un engorgement chaud , douloureux, plus étendu en bas qu'en haut, et qui gêne la marche de l'animal. N'ayant encore vu, alors, aucun effet fâcheux résulter de l'application des sétons ou cautères, je regarde cette tuméfaction comme un effet de l'action un peu vive du cautère, et me borne à prescrire des fomentations émollientes. La bête, du reste, avait bon appétit, et ne paraissait pas malade. Le soir, l'engorgement a fait de nouveaux progrès : il a gagné l'avant-bras, s'étend à l'ars du même côté, dont il efface presque les plis, et gêne beaucoup le déplacement du membre. Le pouls est vite et petit, la respiration profonde, les muqueuses apparentes injectées et légèrement ecchymosés, l'appétit presque nul. Je procède à l'instant même à l'extraction de la rouelle, que je regardais comme la cause unique, l'agent d'irritation producteur de tous ces accidents. La partie engorgée est d'une sensibilité extraordinaire. (Saignée de six livres, fomentations émollientes fréquemment répétées, léger bandage matelassé sur la partie, diète blanche.)

Le 8, l'engorgement s'est encore étendu; il a envahi tout le membre antérieur gauche, le poitrail et la partie antérieure du ventre ; tout mouvement du membre est impossible ; appétit nul, pouls très petit et presque effacé.

La vapeur qui s'exhale de la place qu'occupait le cautère, et *la sérosité roussâtre qui la remplit, ont une odeur fétide très pénétrante.* Pour éviter le séjour dangereux de cette sérosité dans la poche cellulaire où elle est accumulée, on prolonge de trois pouces environ, et par sa partie inferieure, l'incision qu'avait nécessitée l'introduction de la rouelle. Aussitôt *deux décilitres environ du liquide dont je viens de parler,* s'écoulent ; et avec lui, *un caillot sanguin d'un noir brun, mollasse, presque diffluent et dans un état avancé de décomposition putride.* Ce caillot représente à peu près le volume d'un petit œuf de poule. (Scarifications profondes dans toute l'étendue de l'engorgement, desquelles on fait sortir par expression une grande quantité de sérosité citrine qui distend les mailles du tissu cellulaire ; et immédiatement après, cautérisation à l'aide d'un cautère chauffé à blanc dans chacune des scarifications ; lotions souvent répétées d'une solution de chlorure de chaux ; électuaire avec extrait de gentiane et camphre ; diète blanche.)

Le 9, l'engorgement n'a point augmenté ; beaucoup de sérosité s'est écoulée et s'écoule encore par les scarifications, à travers ou sur les côtés des minces eschares que la cautérisation y a produites ; même état général. (Continuation du traitement de la veille ; et de plus, administration en breuvage, et en deux fois dans le courant du jour, de deux onces de sel de cuisine dissous dans l'eau.)

Le 10, la sérosité a continué à couler aussi abondamment que la veille ; quelques eschares se sont détachées ; il y a beaucoup moins de tension à la peau du membre qui est un peu moins tuméfiée ; la malade a bu seule toute son eau blanche et bien tiré sa paille. (Même prescription que la veille ; on permet quelques poignées de foin arrosé d'eau salée.)

Le 11, beaucoup d'eschares sont tombées ; la sérosité qui continue à couler est moins abondante et plus épaisse; dans quelques plaies plus vermeilles que les autres, elle commence à prendre les caractères du pus. L'engorgement diminue sensiblement. La jument a bien mangé son foin. On supprime le camphre de l'électuaire; on accorde un quart de foin, et on ordonne la promenade avant et après les grandes chaleurs de la journée.

Depuis ce moment; le mieux s'est soutenu de jour en jour; l'engorgement s'est progressivement effacé, et la jument est sortie des hôpitaux parfaitement guérie, même de sa boiterie, le 7 juillet suivant.

VINGT-CINQUIÈME OBSERVATION.

Engorgement GANGRÉNEUX *à la suite de l'opération de la queue à l'anglaise.* — CAILLOTS SANGUINS PUTRÉFIÉS *extraits de la plaie.* — *Guérison.*

Dans les derniers jours d'août 1830, M. de Sainte-Foix, habitant une maison de campagne à Saint-Mandé, me fait prier de me rendre chez lui pour voir un cheval qu'on me dit être dangereusement malade. Arrivé chez ce propriétaire, je suis conduit auprès d'un beau cheval mecklembourgeois, de quatre ans et demi, acheté il y a trois jours à un marchand de chevaux arrivant *du pays*. Ainsi qu'il avait été convenu dans les clauses du marché, le marchand avait pratiqué au cheval l'opération de la queue à l'anglaise, et l'avait mis à la poulie, garantissant tous les accidents qui pourraient en résulter. Le premier jour s'était bien passé; l'hémorrhagie, abondante d'abord, s'était promptement arrêtée, et l'état général du cheval était satisfaisant. Le lendemain matin, il y avait un peu d'engorgement, mais pas d'altération apparente de la santé. Le soir, cet engorgement était augmenté, sans toutefois dépasser la base de la queue. Le surlendemain, la tuméfaction s'étendait à la croupe; le cheval était triste et ne mangeait pas. On se décida à consulter sur son état qui devenait alarmant, pour y porter remède et, le cas échéant, se mettre en mesure contre le marchand opérateur.

J'examine les parties malades avec attention : la base de la queue a un volume presque double de celui qu'elle a dans l'état de santé; la peau de la face inférieure du tronçon est tendue, et on y distingue facilement une nuance violacée, qui se dessine à travers sa couleur gris-noirâtre; les crins de la face supérieure s'arrachent à la moindre traction; l'engorgement de la queue s'étend jusque sur la croupe, les fesses et le périné. Trois incisions en T avaient été faites sur chacun des muscles abaisseurs; les plaies qui en résultent sont d'un rouge livide, sans trace aucune de suppuration. Les deux de la base, qui ont été pratiquées très près de l'anus, sont larges, béantes et d'une couleur plombée; celle du côté gauche sur lequel l'engorgement est plus considérable, laisse écouler goutte à goutte *un liquide sanguinolent et très fétide*. Après m'être assuré que ce ne pouvait être la traction exercée sur la queue qui avait produit cet accident (le poids qui servait à tendre cette partie n'était que de cinq livres), j'introduis le doigt avec précaution dans cette plaie pour en explorer l'intérieur; et, sentant dans sa partie inférieure (dans la position de la queue à la poulie), un corps mou, qui s'écrase à la moindre pression que j'exerce pour l'entraîner au dehors, je parviens à l'extraire par parcelles, et à quatre ou cinq reprises différentes. *C'était un caillot de sang ramolli par la putréfaction, et répandant une odeur ammoniacale très pénétrante*. Rien de semblable n'existait dans l'incision de la base du côté droit.

L'état général du malade est très inquiétant : le pouls est vite et très faible, les muqueuses apparentes pâles, le flanc retroussé, la respiration profonde, l'appétit nul, l'accablement très grand.

La première indication était de prévenir une nouvelle accumulation dans la plaie de sang ou de sérosité sanguinolente. Je fais sur le milieu de la lèvre inférieure une incision transversale à sa longueur, que je prolonge de près de deux pouces, et qui procure l'issue de *quelques grumeaux de sang ayant les mêmes caractères que le caillot premièrement extrait.* Je pratique sur les parties de la croupe et des fesses engorgées et presque froides, des scarifications de plus d'un pouce de profondeur, desquelles s'écoule beaucoup de sérosité citrine; le tissu cellulaire, mis à nu par les scarifications, est infiltré, d'un pâle légèrement bleuâtre, et à peine sensible à l'introduction et à la pression du doigt. A défaut d'autres cautères, je fais chauffer à blanc les extrémités de fortes pincettes de cuisine, que je passe rapidement dans chacune des scarifications, après en avoir exprimé le plus possible de sérosité. Je déterge ensuite les plaies de la queue, et notamment celles de la base, avec de l'eau de javelle étendue d'eau, et recommande que plusieurs fois par jour ces plaies soient lotionnées avec une solution affaiblie de chlorure de chaux. Je réduis à deux livres le contre-poids de la queue. (Diète blanche, deux breuvages par jour d'eau salée, électuaire avec l'extrait de gentiane, le camphre et l'acétate d'ammoniaque.)

Trois jours après, toutes les eschares étaient tombées, une suppuration de bonne nature commençait à s'établir dans les plaies de la queue et celles résultant des scarifications; les symptômes généraux inquiétants avaient disparu.

Le cheval fut successivement remis à son régime; et, lors de ma dernière visite, le 28 septembre, il ne restait plus de cette série d'accidents que les traces des scarifications que j'avais faites, et qui probablement n'ont pas tardé à disparaître.

PROPOSITIONS THÉRAPEUTIQUES.

1° Quelle que soit l'opération qu'on pratique, ou la blessure à laquelle on a à remédier, il est prudent d'éviter que du sang s'amasse et séjourne en certaine quantité dans la plaie qui en résulte; surtout quand l'animal est d'une constitution faible ou épuisée, que la température atmosphérique est chaude et humide, et que, comme dans le cas d'application d'un séton ou d'un cautère, l'absence d'appareil permet l'entrée d'une certaine quantité d'*air* dans l'intérieur de la plaie.

Si, malgré les précautions qu'on a pu prendre, quelques caillots se sont formés et exhalent une mauvaise odeur, on ne peut trop se hâter de lever le premier appareil (si un appareil a été placé) pour les enlever et prévenir leur *putréfaction*.

Si un engorgement *gangréneux* se développe quelques jours après une opération ou blessure avec plaie, on doit scarifier profondément pour en exprimer les matières putrides qui l'ont produit ou qui le constituent; pratiquer des incisions de manière à permettre l'écoulement facile des liquides altérés; et, immédiatement après, passer un cautère chauffé à blanc dans toutes les scarifications ou incisions, afin de produire à leur surface une eschare suffisante pour les abriter du contact de *l'air* et en prévenir ainsi les fâcheux effets.

2° Si on a à traiter une tumeur qui s'est développée rapidement, et qu'on soit fondé à la croire formée par un épanchement sanguin sous la peau ou dans l'épaisseur des muscles qu'elle recouvre, il faut bien se garder de l'ouvrir : les astringents d'abord , puis des émollients ou des résolutifs excitants suivant l'indication, suffiront presque toujours pour en opérer la résolution. Une seule circonstance peut réclamer le secours de l'instrument tranchant : c'est celle de la formation d'un abcès; et dans ce cas encore, à moins d'indication particulière, est-il souvent préférable d'attendre qu'il s'ouvre spontanément.

3° Les engorgements dits *charbonneux*, ainsi que les œdèmes qui les simulent et qui sont formés par de la sérosité sanguinolente, doivent toujours être ouverts de préférence avec le cautère qu'avec l'instrument tranchant; ou bien, quand on se sert d'abord de ce dernier, il est prudent de passer ensuite un cautère chauffé à blanc dans chacune des incisions qu'on aura faites. J'en ai dit plus haut la raison.

4° Lorsqu'il règne des maladies avec un caractère typhoïde, dans lesquelles le sang, presque séreux et évidemment altéré, transsude sous forme d'ecchymoses dans l'épaisseur des tissus et semble avoir perdu ses propriétés d'organisation, il est sage de s'abstenir de placer des sétons ou des cautères : leur application ne produisant aucun effet sensible; ou, ce qui est plus dangereux, étant souvent suivie d'engorgements qui ne suppurent pas et prennent très promptement un caractère *gangréneux*. — Que si, dans ces maladies, les dérivatifs à la peau ou dans le tissu cellulaire sous-jacent paraissaient indiqués, il serait préférable de développer une fluxion sous-cutanée (avec de la farine de moutarde, par exemple, ou toute autre substance fortement irritante), et de plonger quelques cautères en pointe dans l'engorge ment qu'on aurait produit, pour le fixer au dehors et y provoquer la suppuration, si elle est possible. De cette manière, *l'air* ne peut avoir accès, comme dans le cas de séton ou de rouelle, dans l'intérieur de l'en gorgement; les liquides éminemment putrescibles qui ont afflué dans la partie irritée ne sont point sou mis à son influence; et on a rarement à craindre la gangrène.

FIN.

9 782329 602448